学生・新人看護師の目の色が変わる

アイスブレイク30

内藤知佐子
宮下ルリ子
三科志穂

医学書院

| 学生・新人看護師の目の色が変わる
| アイスブレイク30

| 発　　　行 | 2019年10月15日　第1版第1刷Ⓒ
| | 2023年10月15日　第1版第4刷
| 著　　者 | 内藤知佐子・宮下ルリ子・三科志穂
| 発 行 者 | 株式会社　医学書院
| | 代表取締役　金原　俊
| | 〒113-8719　東京都文京区本郷1-28-23
| | 電話　03-3817-5600(社内案内)
| 印刷・製本 | 三美印刷

本書の複製権・翻訳権・上映権・譲渡権・貸与権・公衆送信権(送信可能化権を含む)は株式会社医学書院が保有します.

ISBN978-4-260-03938-3

本書を無断で複製する行為(複写,スキャン,デジタルデータ化など)は,「私的使用のための複製」など著作権法上の限られた例外を除き禁じられています.大学,病院,診療所,企業などにおいて,業務上使用する目的(診療,研究活動を含む)で上記の行為を行うことは,その使用範囲が内部的であっても,私的使用には該当せず,違法です.また私的使用に該当する場合であっても,代行業者等の第三者に依頼して上記の行為を行うことは違法となります.

JCOPY 〈出版者著作権管理機構　委託出版物〉
本書の無断複製は著作権法上での例外を除き禁じられています.複製される場合は,そのつど事前に,出版者著作権管理機構(電話 03-5244-5088,FAX 03-5244-5089,info@jcopy.or.jp)の許諾を得てください.

はじめに

アイスブレイクの世界へようこそ

　皆さん、こんにちは。この木を手にとっていただき、ありがとうございます。

　近年、アクティブラーニングという言葉が流行り、学習者に対してどのように関われば主体的かつ対話的な深い学びに誘うことができるのか、悩んでいる方も多いのではないでしょうか。現状の改善に向けてさまざまな取り組みをするものの、やらされ感たっぷりの学習者や、集中力が途切れてしまう学習者、他の教科の宿題をやり始める学習者を目の前にすると、指導者側のやる気も削がれてしまいますね。

　そんな現状を打開するためにおすすめしたいのが「アイスブレイク」です。アイスブレイクとは、簡単に解説するならば"準備体操"であり一緒に学ぼうという"雰囲気づくり"のための大切な時間です。授業や演習の冒頭、いわゆる「つかみ」の部分で活用します。アイスブレイクを通して、なんでも言い合える安心安全な場であることを認知してもらい、学ぶ意欲と教室の一体感を高めていきます。近年、この安心安全な場づくりが注目されています。Googleの研究によると、心理的安全性を高めることによって、チームのパフォーマンスと創造性が向上することがわかっています。そして、心理学には「Secure Base（安全基地）」という言葉があります。人間は、安心安全な場を感じて初めて外に向かって好奇心が向いていくそうです。皆さんにも、経験があるはずです。部署を異動したとき、施設が変わったとき、いわゆるAway感たっぷりのあの瞬間が、安全基地がない状態なのです。ご自身のパフォーマンスが一気に下がったことを体感されたと思います。目の前にいる学習者は、やる気がな

いのではなく、この安心安全な場であることが認知できていないために、外に向かって好奇心が向けられないだけかもしれません。

　私たちは、アイスブレイクは単なるウォーミングアップではなく、教育技法の1つだと捉えています。その目的は大きく3つです。①自己開示を通して互いを理解し、緊張をほぐしていく。②ミニゲームやワークを通して、共に学ぶ仲間とチームビルディングを形成することを可能にする。そして、③これから学ぶテーマに触れることを通して課題を共有し、学ぶ態勢を整えていくことが期待できる、それがアイスブレイクなのです。

　1960年代にノールズ（M. S. Knowles）が提唱した成人学習理論のなかでも知られているように、"成人の学習者は、外発的動機よりも内発的動機に基づいている"といわれています。内発的動機とは、興味や関心など、学習者の内側にあるものによる動機づけです。学習者の主体性をあふれ出させるためには、いかに興味や関心をもってもらうか、そこが1つのカギとなります。知りたいと思えば、人は自然と能動的になることができます。その主体性をあふれ出させるしかけが、アイスブレイクなのです。

　本書では、社会人基礎力を意識して言葉を選び、3つのテーマ（主体性、チームワーク、思考力）に分けてアイスブレイクをまとめました。また各紹介には、推奨場面や適切な人数、所要時間や準備物品、推奨領域のほか、狙い・意図も明記し、すぐに活用できるようにしました。

　ぜひ、アイスブレイクに挑戦してみてください。学習者の可能性をあふれ出させ、目の輝きが変わる瞬間を一緒に楽しみましょう。

2019年9月

内藤知佐子・宮下ルリ子・三科志穂

目次

はじめに……3

Introduction
なぜ、アイスブレイクがいいのか……9

1 アイスブレイクってなに?……10
2 なぜ「看護を教えること」にアイスブレイクがいいの?……12
3 アイスブレイク実施のコツ……15
4 力をあふれ出させる「ファシリテーター型指導者」のススメ……19

Chapter1
主体性を引き出すアイスブレイク……21

1 なりきりヒーローインタビュー
　2人で会話を成立させるトレーニング……22

2 あなたのこと教えます！（自己・他己紹介）
　数人で会話を継続させるトレーニング……24

3 4コマ自己紹介
　自分を相手に理解してもらうトレーニング……26

4 共通点探しの旅
　相手を理解するためのトレーニング……28

5 一緒に座るよ！一緒にまわるよ！
　他者と力を合わせることを体験する……30

6 いろいろシールでグループになろう
　　さまざまな種類のコミュニケーションを体験する……32

7 「思い」「願い」を聞いて！
　　本音を引き出すトレーニング……36

8 交渉ゲーム
　　互いが納得できる合意点を探すトレーニング……40

9 誕生月はいつかなゲーム
　　表現力と観察力を養う……44

10 コンビニでのお買い物、栄養バランスを考えたコンビニ食の選択
　　根拠を論理的に説明するトレーニング……46

Chapter2 チームワークを引き出すアイスブレイク……49

11 アイテムで「ミッション」への姿勢を言語化しよう
　　互いの価値観を尊重する力を養う①……50

12 けんちゃんの大好物は？
　　根拠に基づき考える力を養う……52

13 遅刻の理由、どこまで許せる？
　　互いの価値観を尊重する力を養う②……56

14 遅刻時間、どこまで許せる？
　　医療職として守るべきことを知る……60

15 何秒保てるかな？
　　身体をリラックスさせる……62

16 新聞紙タワー
　　チーム活動で大切なことを知る……66

17　あなたたちの「きょうどう」は、どれ？
言葉を大切に扱うトレーニング……70

18　私の夢（妄想）、語ります！
前向き思考で話す、聞くことのトレーニング……72

19　「10」までカウントしてみよう
観察力を高めタイミングを見計らうトレーニング……74

20　キャッチボールで医療安全
置き換えて考え、チーム力をUPするトレーニング……76

Chapter3
思考力を引き出すアイスブレイク……81

21　トリックアート写真で、見かたを変える！
意図的に見かたを変えるトレーニング……82

22　知らないものは「見えない」
相手との違いを知るトレーニング……86

23　写真を見て、分析しよう
自分の分析を言葉で伝えるトレーニング……90

24　間違い探しゲーム
思い込みをなくすトレーニング……92

25　本当に見えているかな？　1円玉を描いてみよう
観察する習慣をつけるトレーニング……94

26　オリジナルロゴマークをつくろう
ミッション、目標、チームカラーを共有するトレーニング……96

27　4つのキーワードからウソを見破れ！
情報を集め、統合するトレーニング……98

28 BIGワードに注意
わかったつもりをなくすトレーニング……102

29 楽しんで覚える医療略語（カタルタ®アレンジバージョン）
遊び心でやる気を高める……106

30 今年の漢字一文字
概念化する力を養う……110

アイスブレイク早見表……112
用語解説……116
著者紹介……120

イラスト　matsu（マツモト　ナオコ）
トリックアート　三輪みわ
ブックデザイン　加藤愛子（オフィスキントン）

Introduction

なぜ、アイスブレイクがいいのか

1 アイスブレイクってなに？

🍦 アクティブラーニングの技法

　アイスブレイクとは一般的に、「氷を解かす」イメージで、集まった人たちの緊張をほぐすためのコミュニケーション技術です。多くの場合、その会のはじめにすこし時間をとって行います。対話しやすい雰囲気をつくり、会の目的の達成に"積極的に"関わってもらえるよう働きかけるためのものです。教育現場やビジネス、市民活動の集まりや懇親会などでよく使われています。

　これを、看護を教える現場でフル活用しよう！そして、主体性・チームワーク・思考力という看護師に求められる基礎的な力を最大限に引き出すしかけをしよう！という提案を、本書ではしています。

　シミュレーション教育に取り組んでいる読者の方でしたら、アクティブラーニングの技法の1つとして、すでにご存知かもしれません。また、本書ではアクティブラーニングを「共に学ぶ、共に歩む、共に育むというフラットな関係の上に成り立つ、学習者主体のクリエイティブな学習」と捉えています。

🍦 アイスブレイクの目的は？

　アイスブレイクを行う目的は大きく3つあります。

❶ 自己開示：緊張をほぐし、互いを理解する
❷ 協同学習：集中を高める、チームビルディング
❸ 課題共有：メッセージ・視点（その日のテーマ）を伝える

しかし、看護を教える現場ではこの3つのみならず、より深い成果が得られると考えています。

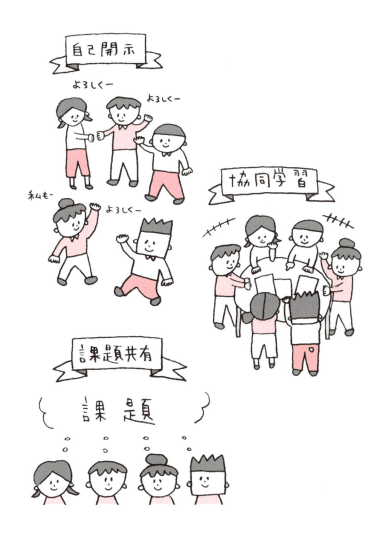

2 なぜ「看護を教えること」にアイスブレイクがいいの?

🍦 「共育」のスタンスになれる!

　アイスブレイクの第一の目的に、「自己開示」があります。これから研修、授業、ワークショップ、シミュレーションに臨むにあたり、指導者と学習者、職位などの前提になっている関係をほぐす必要がある場合に、効果的に使うことができます。

　実はその「自己開示」には、指導者側の自己開示も含まれます。アイスブレイクをとおして指導者(ファシリテーター)を知ってもらうことで、指導者自身の緊張もほぐれますし、学習者から親しみも感じてもらえます。またそれは、ラポール(信頼)形成への足場づくりになります。

　これまでの「教える―教わる」という上下の関係ではなく、「まねる、学ぶ」というフラットな関係性があってこそ、学習者の主体性は引き出されます。また、学習者同士の関係がフラットになることによって、互いに学び合うことにもつながるでしょう。

　そこにいる全員が共に学ぶ、つまり「共育」というスタンスになれます。

🍦 動機づけに即効、学習効果 UP!

　本書で取り扱うアイスブレイクにかかる時間はそれぞれ5分から最大で20分程度です。短時間ですが、実施することで、「学習

者の目の色が変わった！」「集中力が違う！」「主体性をもってくれた（受け身姿勢が変わった）！」ということを体験できるはずです。一言でいうと準備体操です。これは、ARCS＋Vモデル（動機づけモデル）[1]でいうところの、Attention（面白そうだ）とRelevance（やりがいがありそうだ）を刺激することと同じです。

必修の院内研修、コマ数目一杯の授業、病院からの指示で参加した院外研修……いわゆる"やらされ感"たっぷりの場でも、最初のつかみ（アイスブレイク）がうまくいくと、一気に学習者が主体的になることを筆者らは感じています。

そして、主体性を引き出す楽しさに気づけると、あなたも"ファシリテーター型指導者"（p.19）になれるのです。

実は、アクティブになるのは個人の「思考」

アクティブラーニングの技法として紹介されることの多いアイスブレイクは、「グループ」に働きかける効果のほうに着目されます。皆で取り組むものが多いので、「グループワークに使うものでしょう？」と思われがちです。しかし実は、「個人の思考」への効果が大きいといえるのです。

例えば、p.22で紹介している「1. なりきりヒーローインタビュー」は問診トレーニングの前に、p.94の「25. 本当に見えているかな？1円玉を描いてみよう」は「観察」に主眼を置いた研修の前に導入すると、知識と課題そして実践が、個人の思考として結びつきます。

これまで体験的に「あ、わかった」と感じた学びは、どのようなものだったでしょうか。あるいは、知らない間に身についていた知識やスキルは、どのように獲得してきたものでしょうか。ほかの場

---

[1] ARCS＋Vモデル　動機づけを高める方法をモデル化したもの。Attention（注意）：面白そうだ、Relevance（関連性）：やりがいがありそうだ、Confidence（自信）：できそうだ、Satisfaction（満足感）：やってよかった、Volition（意思）：やり続けたいと思ってもらうことが動機づけにつながる。

面でも同じ概念や理論と出会ったとき、日常生活と専門技術とのつながりに気づいたとき（おそらく、概念的に上下を、理論的に縦横を行き来したとき）に、はっと腑に落ちた瞬間があったのだと思います。

　教育学の専門的な解説はほかの本に譲りますが、本書のアイスブレイクは、看護師のための"楽しくて深い学び"をテーマにしています。個人の「知識—思考—実践」をつなげる効果と、これからの看護師に求められる基礎的な力の育成を目指しています。

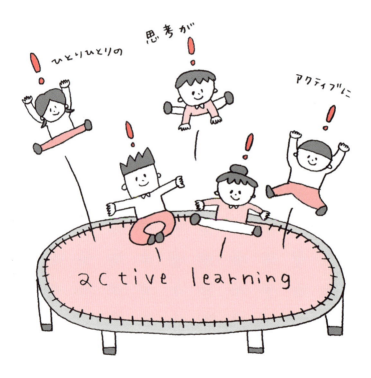

3 アイスブレイク実施のコツ

🍦 グランドルールを提示しよう

　アイスブレイクでは「いかに自己開示ができるか」「自由に発想してもらうか」がとても重要です。参加者全員にとって安全な（自由が脅かされない）場にするためにも、はじめに「グランドルール[*2]」を提示しておくことは大事です。例えば、以下のようなことです。

❶　互いに開示したことは、この場の外には「口外しない」ようにしましょう
❷　「ポジティブに聞く姿勢」を大事にしましょう

　この2つは、安全な場づくりのためにも外せないと考えています。

🍦 学習・研修内容に関連したアイスブレイクを選ぼう

　その日の研修内容に関連したアイスブレイクを選択することが、とても大切だと感じています。関連した内容を選択することは、若い学習者には、よりよい準備体操になります。先述（p.13）の

[*2]　グランドルール　一般的には会議などの進行をスムーズにするために、ファシリテーターが設けるその場のルールのこと。「携帯電話の電源を切る」「仲間の発言のあとには、拍手で"ありがとう"を伝える」「席は立たない」などもグランドルールになる。

ARCS＋Vモデルの、Relevance（やりがいがありそうだ）を示すことで、研修へ参加することの価値を高めてもらうことができます。

ベテランの学習者からは、研修構成の巧みさに唸ってもらえる印象があります。

印象的なつかみで始まる研修は動機づけだけでなく、知識の定着にもつながります。

🍦 テストランをしておこう

過去にはこんなこともありました。あるセミナーで、これまで一度も試したことのないアイスブレイクをファシリテーター2名で使ってみたところ、しどろもどろ。ブレイクされるどころか凍りついた雰囲気になり、学習者の目線は冷たく、ファシリテーター同士の信頼関係にはヒビが……。

そんな事態にならないように、やはり練習は大事です。シミュレーション学習においてもテストラン（αテスト[3]、βテスト[4]）をするように、アイスブレイクでもテストを行っておくと、「技」として極まります。

また、テストの機会にこそ、学習者に向けたよいアレンジ方法が生まれることがあります。

もし本番で失敗しても、即時に修正できる、あるいはハプニングを楽しめるような熟練ファシリテーターになるまでは、やはり「鉄板ネタ」が必要そうです。ですので、テストで「鉄板ネタ」を確認しておくことも大切です。

本書のアイスブレイクは、私たちが普段使っているもので、テストを重ねたものです。不安な場合は、「進め方」に沿って忠実に進めてみてください。そしてコツをつかんだら、ぜひ新しいアイスブレイクをつくり出してみてください。

[3] αテスト　指導者側で学習者役を想定しながら行うテスト。
[4] βテスト　学習者に近い人たちを対象に実際に行うテスト。

🍦 時間管理は意外と大事。しっかりやろう！

　実際にやってみて気づくのが、「長くなりがち」なことです。タイマーを提示したり、ベルを鳴らすことで、時間をしっかりコントロールすることが大事です。

　盛り上がってくれるのはうれしいのですが、アイスブレイクだけで授業や研修の時間が終わってしまっては意味がありませんね。

🍦 ファシリテーターの態度や言葉遣い、雰囲気そのものがアイスブレイク

　「よくできました」ではなく「すばらしい」と口にする。褒めるのではなく認め合う。学習者はそういった姿勢をファシリテーターから読み取り、その研修の雰囲気がつくられます。これは、まさにファシリテーションスキルの1つ、「場づくり」に含まれる考え方で、とても重要な部分です。

　単なる自己紹介でも、どんな雰囲気で自己紹介をするかで、緊張を高めることもほぐすこともできます。

　ファシリテーターは、場に影響を与えます。ですので、ファシリテーターのコンディション（体調、気分）はとても大事です。自分がどんなコンディションなのかも、つねに気にしておく必要があります。

🍦 注意したいこと

　グランドルールのほかにも、いくつか注意したいことがあります。

❶　上下関係を固定してしまわないように気をつけよう
❷　職場の愚痴大会になってしまわないように気をつけよう
❸　「聞かれたくないこと」には配慮しよう

❹　いきなり「触れる」ことをしないように配慮しよう

　せっかくの共育の場です。例えば、「職歴を書いてください」といったアイスブレイクをしてしまうと、上下関係がより明確になってしまい、逆効果ですよね（学習者のレディネス[*5]を知りたいのであれば、事前アンケートを行いましょう）。

　またいくら自己開示が大事とはいえ、「職場の課題を挙げてください」というアイスブレイクをしてしまうと、愚痴大会になりかねません。そこで挙がった課題を解決するための研修やワークであればOKですが、関係がないものであれば、避けたほうがよいでしょう。その研修から、院内外に愚痴が広がってしまったら……想定外の問題を引き起こしてしまいそうです。

　そして、「聞かれたくないこと」にも注意したいところです。例えば、年齢などはどうでしょうか。また、差別やプライバシーにつながるような問いかけ（未婚か既婚か、住所など）はどうでしょうか。大丈夫な場面と、そうでない場面があるかもしれません。適切な自己開示は案外難しいものだからこそ、ファシリテーターが配慮しましょう。

　最後に、意外と難しいのが身体接触です。看護師は患者に触れる職業なので「触れる」はきっと大丈夫でしょう。しかし「他者から触れられる」を苦手とする人もいます。学生は、実習やシミュレーションをきっかけに、初めて「触れる・触れられることの難しさ」に気がつきます。ですが、アイスブレイクは、それを克服することを目的にしていません。

＊5　レディネス　その学習に必要とされる一定の基礎知識・技能の準備状態。

4 力をあふれ出させる「ファシリテーター型指導者」のススメ

🍦 なぜ「ファシリテーター型」がよいのか

　以前、『シミュレーション教育の効果を高めるファシリテーター Skills & Tips』[1]という本を書きました。その本で一番伝えたかったのは、「もっとも大事な教材は"人（指導者）"である」ということです。ほぼ毎日シミュレーションを行っている私（内藤）が経験的に感じているのは、ハイレベルな機材や知識も、あるに越したことはないのですが、何より大事なのは学ぶ人の力をあふれ出させるファシリテーター型指導者の存在だということです。

　1つの答え、1人だけで出した答えでは対応できないように、医療現場の課題は多様で複雑になっています。だからこそ、シミュレーション教育といった豊かな学びを引き出すアクティブラーニングが求められているのでしょう。ただし、アイスブレイクをはじめとしたアクティブラーニングの技法も、使う人のスタンスがとても大事だと感じています。

　そこで知っておいてほしいのが、技法を使う際の幹となる「ファシリテーターマインド」です。

🍦 7つの心構え（ファシリテーターマインド）を知っておこう

　私が考える、ファシリテーター型指導者になるための7つの心構えを紹介します。

❶ 「人は必ず伸びる」と信じて待つこと
❷ 指導者自身が変わること
　（学習者を変えたい気持ちをひとまず置いておく）＝（学習者に変わってもらえるよう自分のやり方を変える）
❸ 教育の中心は「学習者」であることを意識し、工夫すること
❹ 学習者は「可能性」をもった存在であり、場と機会を提供して見守ること
❺ 学習者の「意欲」と「能力」を引き出すこと
❻ 立ち位置は「伴走者」
❼ 安全基地となること

　これまでの教育は、教員は壇上に立ち、指導者は指導すべき点に目を光らせ、知識や技術を上から教え込んできました。ただ、それだけでは多様な課題に対応できる看護師を育てられません。
　ファシリテーターマインドを取り入れることによって、シミュレーション教育だけでなく、講義や机上の研修、あるいは日常のちょっとした指導の場でさえもアクティブラーニングにすることができると考えています。
　主体的に動け、思考力・発想力豊かな看護師として、共に育っていけたら、すばらしいですよね！そして、失敗や変化を恐れず、ファシリテーター自身も楽しむこと、遊びごころを忘れないことが、何より学習者の力を引き出すことにつながるのではないでしょうか。

1) 内藤知佐子, 伊藤和史：シミュレーション教育の効果を高めるファシリテーターSkills & Tips, 医学書院, 2017

Chapter1

主体性を引き出すアイスブレイク

主体性とは、"自ら一歩前に進める力"。
交渉力、リーダーシップ、実行力。
看護師には、積極的に学び、働きかける力が
求められています。

1　2人で会話を成立させるトレーニング

なりきり
ヒーローインタビュー

- **推奨場面** 講義、シミュレーション
- **適切なサイズ** 2人ペアあるいは3人1組
- **所要時間** 5分
- **準備** 特になし
- **推奨領域** フィジカルアセスメント、コミュニケーション

狙い・意図
質問力、共感力のトレーニング

進め方☞

1. ペアになってください。
2. 「質問する人」「受ける人」の役割を決めてください（3人組の場合、3人目は観察者）。
3. インタビューを受ける人は、身近なモノになりきってください（ボールペン、ペットボトル、椅子、靴、眼鏡、カバンなど）。そして、モノになりきり自己紹介をしてください。「初めましてペットボトルです」という具合です。インタビュアーは、話す人が気持ちよく話せるように、どんどん話を引き出しましょう。
4. ヒーローインタビューですから、座る位置もヒーローが目立つように整えてみてください。
5. 時間は1分間です。よーい、スタート！

👍 まなび促進ポイント！

「インタビューを受けた人は、話のしやすさはどうでしたか？どんなふうに聞かれると答えやすかったでしょうか？」と投げかけます。2～3組にファシリテーターが質問してみるとよいでしょう。「アイコンタクト、相づちがよかった。そうですね、うなずいてもらえるとうれしくて、もっと伝えたい、話したいって思いますね」と、聞いてもらう心地よさを共有します。

また、「どんな質問だと答えやすかったでしょうか？」と問いかけると「具体的なほうが答えやすかった」「こちらの立場を考えてくれているなと感じる質問（共感的な質問）がよかった」という振り返りもできます。クローズドクエスチョン[*6]、オープンクエスチョン[*7]についても触れるとよいかもしれません。

また、「どんなことが聞けましたか？」とインタビュアーに聞き、そこから「"何に"インタビューをしたのかを当てる」という展開も面白いでしょう。正確な情報を多角的に聞き出すポイントがどこにあるのか、質問力について全員で振り返ることができます。

「臨床現場でアセスメントするためには情報が必要で、その情報をもっているのは患者さんです。質の高い情報をいかに引き出すか、看護職である皆さんの質問にかかっていますよ」と問診のトレーニング開始につなげられると、なおよいでしょう。

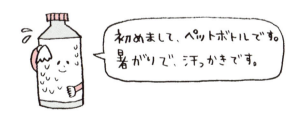

[*6] クローズドクエスチョン　閉じられた問い。はい／いいえで答えられる、あるいは答えが1つに限られているもの。
[*7] オープンクエスチョン　開かれた問い。答えが多様になるもの。

2 数人で会話を継続させるトレーニング

あなたのこと教えます！
（自己・他己紹介）

- **推奨場面** 初対面同士、相互理解を深めたいとき、実習前
- **適切なサイズ** 1グループ4あるいは6人
- **所要時間** 5分
- **準備** A4用紙（名前、所属、好きなもの、ここに来た理由などを記入）
- **推奨領域** 全般

狙い・意図
ニーズを捉える、自己開示と他者理解

進め方 ☞

[他己紹介]
1 まず、2人組になりお互い自己紹介をしてください。（各1分）
2 次に、4（あるいは6）人のグループになり、自分が自己紹介を聞いた人をグループのほかの人に紹介してください。（各1分）

[発展型自己紹介]
1 グループで、1人ずつ自己紹介をしていってください。そのとき、前の人の自己紹介を踏まえて、自己紹介をしてください。
例）「京大病院の内藤です。YouTubeにはまっています。ファシリテーションの上手なYouTuberは勉強になります」「京大病院の内藤さんの隣に座っている、県立広島大学の宮下です。動画ではありませんが、劇団四季にはまっています」「京大病院の内藤さんの隣の県立広島大学の宮下さんの隣に座っている、兵庫県立大学の三科です。内藤さんはYouTube、宮下さんは劇団四季

でしたが、私はYOSHIKIの動画を朝一番に見ることにはまっています」「内藤さんの隣の宮下さんの隣の三科さんの隣の木下です。僕はゲームが好きですが、今の子どもたちはゲームの攻略法を本ではなくYouTubeで見ると知り、驚いています……」。

👍 まなび促進ポイント！

メモは禁止です。全員の名前とコメントを振り返りながら発言しなくてはいけないので、相手を知ろうと関心をもって話を聞かなければ、伝えることはできません。また、他者のコメントを要約する力、そこから自身の話につなげる力なども求められます。

/ column /

頭に残る情報とは

病棟での、患者さんの発言や情報は、なぜか頭に入っていますよね。それは関心をもって聞いている、つまり使うための情報を収集しているからです。

さらにいうと、"関心をもっている"という態度は、言動から相手に伝わるものです。答えてもらえない患者さんには、どういう聞き方をすればよいのか。関心をもって聞いているということはどういうことかについても、話し合ってみましょう。

発言する側の立場に立って考えてみると、何度も同じことを質問されると、「聞いていないのかな？」と思いますよね。そして、前の人の発言に自分の発言を重ねるというのは、案外難しい自己紹介です。（内藤）

3 自分を相手に理解してもらうトレーニング

4コマ自己紹介

- **推奨場面** 初対面同士、相互理解を深めたいとき、実習前
- **適切なサイズ** 1グループ4～5人、何人でも
- **所要時間** 5分
- **準備** 紙、ペン
- **推奨領域** 全般

狙い・意図
自己開示と他者理解、プレゼンテーションの実施

進め方 ☞

1. 紙を4つに折ってから広げ、それぞれ1には「名前」、2には「所属」、3には「愛してやまないもの」、4には「人生最高発熱度数」を書いてください。
2. 次に、グループ内で自己紹介をし合ってください。
3. 紙を机に置いておきましょう。

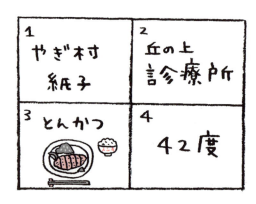
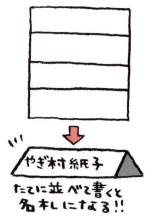

👍 まなび促進ポイント！

　自分を相手に理解してもらうよう伝える力を身につけること、自分が聞いたことを他者に伝える力をつけることが目的です。

　また、4つの窓に分けることで、自己紹介以外の情報開示にもなります。

　p.26の「進め方」で示した例のように、発熱とそのエピソードを共有したのちに「では今日は、高熱を呈する患者さんのケアについて学びましょう」とすれば、その日の研修のテーマにつなげることもできます。日常の経験と学習がつながるしかけになります。

　また、項目の1つを「今日の研修に望むこと」にすれば、事前アンケートのような機能をもたせることもできます。研修の途中に紙を集め、パラパラとめくるだけでも、今日の参加者のニーズを探ることができます。臨機応変にニーズに即した講義ができれば、学習者の関心はより深まるでしょう。

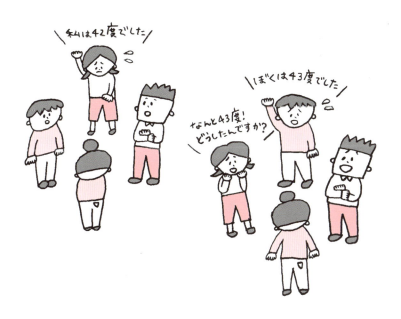

4 相手を理解するためのトレーニング

共通点探しの旅

推奨場面 シミュレーション、朝の授業、実習オリエンテーション
適切なサイズ 1グループ2〜6人
所要時間 5〜10分
準備 A4用紙
推奨領域 フィジカルアセスメント、コミュニケーション

狙い・意図
互いを知る、チームビルディング、
概念の上げ下げ（メタ認知）を体感する

進め方☞

1 今から、○分時間を取るので、仲間との共通点をできるだけ多く探してください。
2 全員の共通点が何個あったのか数えてみましょう。例）朝食はパンを食べた、コーヒーより紅茶が好き、お酒が好き、など。メガネをかけているなど見た目ですぐわかるものはカウントしません。
3 何個、ありましたか？（1番多かったグループを確認し、内容を発表してもらう）

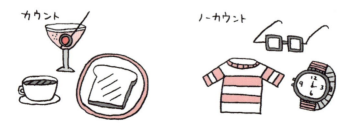

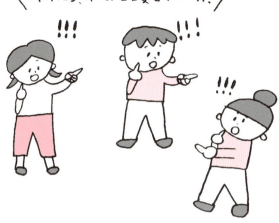

👍 まなび促進ポイント!

　共通点が見つかったとき、仲間に親近感がわきましたか？　親近感は、信頼関係構築のための大事な要素といわれています。また、相手に質問を投げかけなければ更なる共通点は見つかりません。「意識的にコミュニケーションをとって、どんどん共通点を見つけていきましょう」と研修を始められるとよいですね。

　また、共通点が見つかったあとでチームの名前を考えてもらうと、一歩進んだチームビルディングにつながります。

　共通点をできるだけ多く探すコツは、概念の上げ下げ（メタ認知）になります。例えば、好きなものは、チーズケーキ、プリン、チョコレート、ナタデココなど違ったとしても、概念を上げると「デザート」となります。逆に、「お酒」となっていたら「ビール」「日本酒」「焼酎」というように下位概念にすることで共通点を増やすこともできます。そのような例を示すことで、概念の上げ下げのトレーニングにもなります。

　そして意外と気づかないのが「みんな看護師だよね」という共通点です。

5　他者と力を合わせることを体験する

一緒に座るよ！
一緒にまわるよ！

- **推奨場面** シミュレーション、演習、実習の前
- **適切なサイズ** 1グループ5〜10人、あるいは2人ペア
- **所要時間** 10分
- **準備** 割り箸やペン（マジックペン）など
- **推奨領域** コミュニケーション

狙い・意図
連携、協力、チームワークを高める、共調性の獲得

進め方 ☞

[5〜10人の場合]
1. 割り箸を隣の人と人差し指で支え合い、グループが円になるようにしてください。
2. 割り箸を落とさないように、声を掛け合いながら、全員で座る、立ち上がる、を繰り返してください。

[ペアの場合]
1. 2つの椅子を横に並べて座ってください。
2. 互いに人差し指を出し、割り箸を乗せてください。
3. 立ち上がって、2人で割り箸を落とさないように椅子の周りを一周してください。

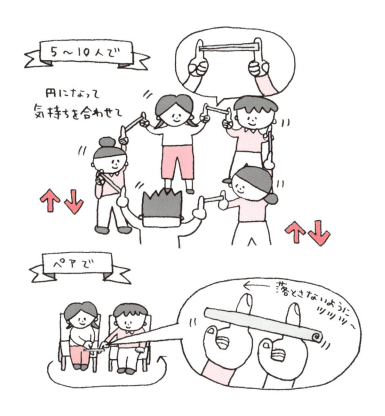

👍 まなび促進ポイント！

　看護師は、他者との協力、他職種との連携を必要とする職種なので、それを実際に体験することで意識づけをしていくのがねらいです。協力や連携をすることで、1人ではできないことが可能になることもわかり、可能性が広がります。

　また、他者との主体的なコミュニケーションのきっかけにもなります。このゲームを長時間継続するためには、互いにアイデアを出し合う対話が不可欠になってきますね。

6　さまざまな種類のコミュニケーションを体験する

いろいろシールでグループになろう

- 推奨場面　グループワーク全般
- 適切なサイズ　12人以上（多いほど面白い）
- 所要時間　10分
- 準備　さまざまな色、もしくは形のシール
- 推奨領域　リーダーシップ、コミュニケーション論

狙い・意図
チームビルディング、協同（働）、リーダーシップ、ノンバーバルコミュニケーション、関係性をほぐす（職位が外れる）

進め方☞

1. 今から顔（もしくは背中）にシールを貼っていきますので、貼られる人は目をつぶっていてください。皆さん、これから会話は禁止です。（ファシリテーターは、シールを数種類用意し、各人に1枚シールを貼っていく）
2. 同じシールが貼られている人同士でグループをつくってください。ただし会話は禁止ですよ。
3. グループができたら、再度目をつぶってください。（ファシリテーターは違うシールを追加して貼る）
4. 再度、シールの組み合わせでグループをつくってみましょう。

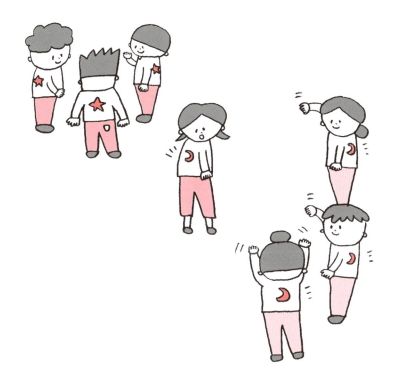

👍 まなび促進ポイント！

　言葉が通じないなかで、どのようにコミュニケーションをとるか。非言語的コミュニケーションの大切さを学びます。言語を使わずに、どうすればスムーズなグループ分けができるか考える過程で、自然とリーダーシップ、メンバーシップが生まれてくるかもしれません。

　また「職位を外してグループ分け」、という点がとても大事です。研修などでは、いろいろな属性の人が集まって学び合います。そのような状況でのグループ分けを、フラットな状態から立ち上がるリーダーシップ、メンバーシップで行うことで、自然と関係性がほ

ぐれていくことが実感できます。学生がリーダーシップをとることも可能ですし、ベテランの先生であっても、むじゃきに楽しむことができます。「無自覚に、職位が勝手に外れる」アイスブレイクです。

　顔にシールを貼るのはお化粧が落ちるのでいやだ、ということがありそうだったら、背中などに貼ってもよいですね。

/ column /

「会話禁止」の深み

　私たちは、知らず知らずのうちに自身のコミュニケーションスタイルというものを確立しています。目線を合わせながら表情豊かに身振り手振りもつけながら話しができる人もいれば、目線を相手に合わるのがやっとの人もいます。

　このアイスブレイクでは、それら個々のコミュニケーションスタイルを越えて、何とか相手に伝えようと必死になれるしかけ「会話禁止」がポイントになっています。また、伝えられた相手は、何とか相手が発信してくれる情報を読み取り、自分自身に貼られたシールは何かを読み解こうとします。

　これは、患者―看護師関係のなかで展開される、寄り添うというケアに似ています。患者さんが発する声にならない声をいかに汲み取り、目の前にいる患者さんが何を言おうとしているのか、それを全身で感じ取り読み解いていく、日頃の看護にも結びつくアイスブレイクだと感じています。

また、年代の違う受講者が集まった研修などで、フラットな関係で学んでほしいと考えたとき、グランドルールを事前に公表し、そのなかで「今日は役職ではよばず、〇〇さんとさんづけでよびましょう」と言葉で伝える方法もありますが、日頃の上下関係はなかなか外し難いものです。
　しかし、このシールを活用したアイスブレイクを使うと、上下関係を簡単に外すことが可能です。そして、上下関係なく誰でもリーダーシップを発揮できる場を提供することができます。なぜなら、日常では有り得ない顔や背中にシールを貼られているというある意味滑稽な姿に笑いが起こり、また他者に頼らないと自分に貼られたシールを確認することができないという状況が、自然に職位を越えた密接な関係性をもたらすのだと感じています。
　想像してください。上司の顔にシールが貼られている姿を……。やってみたくなったでしょ（笑）。（内藤）

7 本音を引き出すトレーニング

「思い」「願い」を聞いて!

推奨場面 座学終了後の演習、保健指導などが含まれる実習前
適切なサイズ 2人ペア
所要時間 10分
準備 紙、筆記用具
推奨領域 ウエルネス領域（例えば母性・助産）の健康教育（保健指導）、退院支援など

> **狙い・意図**
> 対象理解、対話によってニーズ（課題）を捉える

進め方☞

1. 妊婦健康診査の場面です。1人が助産師役、もう1人が36週の妊婦さん役をしてください。妊娠経過は順調で、赤ちゃんも元気です。
2. 妊婦さん役は、出産に対する「要望（バースプラン）」と「不安に思っていること」を、1つずつ考えてください。助産師役にはわからないようにしてください。（1分）
3. 助産師役は妊婦さんと対話し、妊婦さんの「思っていること」「考えていること」を2つ以上、引き出してください。ただし妊婦さん役は、考えた答えは言わずに会話してください。例えば、考えたバースプランについて「〇〇がしたいんです」と直接言ってしまうことはせず、助産師役から聞かれた質問だけに答えてください。（3〜5分）
4. 「実は何を聞いてほしかったのか」「話せた思い」について妊婦さ

ん役からフィードバックしながら、対話の内容をペアで共有してください。答えが合っていたかどうかよりも、どう聞かれたら話しやすかったか。自分の対話の傾向、どのように思いが引き出されたかを中心に振り返りましょう。

👍 まなび促進ポイント！

多くの妊婦さんがもつ要望、抱えやすい不安は、教科書で知識として学びます。しかし、その人が「言いたくても言えないこと」「言葉だけでは伝えきれないこと」を捉えることが重要です。それこそが、本来の「ニーズ」です。さらに、対象者のもっているニーズは、本人が紙に書いてきたものとも違うことがありますね。対話によってしか引き出せないこと、これは退院支援・在宅移行支援の場面や終末期の意思決定支援でも重要なことです。

上手でなくてもよいので、「本人から語ってもらう（引き出すこと）」を心がける対話のトレーニングにしましょう。また、会話だけでな

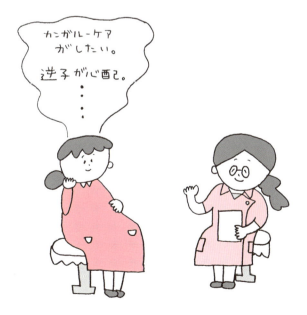

く、表情、動作などからも、対象者の考えていることを読み取る力をつけましょう。はじめはできなくて当然です。振り返りを全体で共有してもよいかもしれませんが、初めて指導について学ぶ学生を対象に行う場合は、まずはペアでフィードバックするという安全性のなかで振り返りをすることをおすすめします。

　ベテランにとっては、普段の会話の傾向に気づくことができる機会になるはずです。数値からわかることだけを伝える、自分の言いたいことだけ伝える、きれいにつくったパンフレットを持って帰ってもらうだけでなく、その人の"本当の思い"に触れることで、その後に生きる指導・助言の本質を体得するトレーニングになるでしょう。また、columnで紹介しますが、ニーズを的確に引き出すこと、いかに話してもらうかが、対象者の満足度にもつながります。

/ column /

氷山モデル

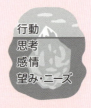

　皆さんは、氷山モデルをご存知でしょうか？　医療安全の世界でも知られる氷山モデルですが、この絵は教育の世界における氷山モデルです。教育学者のコルトハーヘン先生が提唱したモデルです。

　自分に見えている相手の行動は、まさに氷山の一角。その下には、その人なりの思考があり、感情があり、望み・ニーズがあるといわれています。相手の行動だけを見て行動変容を促しても、上手くいきません。それは、相手の行動を支えている真の事実は、その行動の水面下、深い深い奥底に潜んでいるからです。ときに、本人もこの水面下に

ある自身の思考や感情、ニーズに気づいていないことがあります。そして、それらに気づくきっかけは、他者との対話です。親身になって聴いてくれる人がいるから、話したいという気持ちが湧いてきます。そして、もう1つ大切なことは、安心安全な関係性です。こんなこと言ったらどう思われるだろうか、という思いがあるうちは、なかなか本音を語ることができません。単に「きく」ことに集中せず、相手の表情や仕草にも注目しながら、全身で相手を丸ごと受け止めながら「聴く」ことが必要です。腕組みは不安や防御を示すサインです。相手の心がほぐれるまでは、急がずゆっくりと話を「聴く」ようにします。

　例えば、お産を控えた妊婦さんは、赤ちゃんが産まれる大きな喜びと、陣痛など先の見えない不安が日々交差しています。ですので、妊婦さんとの会話は「今朝は何を食べましたか？」のような何気ない日常についての質問から始めるのがよいでしょう。そして「今朝は上の子が保育園に行きたくないって泣いて、昨夜は夜泣きもされて……」と返答がありました。ここから何を想像しますか？　朝ごはんは何を食べたか尋ねなおしますか？　私は上の子が感じている不安やその対応に苦心している妊婦さんの気持ちを考え「あら、昨夜は2人で寝られなかったのかな？　昨日、上の子は保育園の帰り道はいつもと変わらなかった？　夜泣きは昨日だけかしら？」と返すと思います。

　このように妊婦さんが提示した単語からどんどん日常生活を掘り下げていきます。すると次第に腕組みがほどけ、本音を語ってくれるようになります。（宮下）

8　互いが納得できる合意点を探すトレーニング

交渉ゲーム

- **推奨場面** アサーション
- **適切なサイズ** 1グループ4人
- **所要時間** 20分
- **準備** 紙
- **推奨領域** 看護管理

狙い・意図
意見の違いや立場の違いを認める力、交渉力、アサーション（ディスカッション技法）

進め方 ☞

1. 今から「実習のリーダー」を決めてもらいます。リーダーって、とても大変ですよね。そこで、ディスカッションをして、互いに納得したうえで決めてもらいたいと思います。

2. まずは、配布された用紙に必要事項を記入してください。自分が考える条件、つまり、「こうしてもらえれば、受けてもよい」「こうでなければ、受けられない」という条件の上と下を設定しましょう。ここでは交渉相手は仲間なので、仲間が叶えられる範囲の条件にしましょう。書いた内容は、他の人には見えないようにしてください。この段階で、「リーダーがどのような仕事か」という質問も受け付けます。

［交渉カード］
リーダーの任務を受け入れるための、条件を書いてください。

OK してもよい	例）皆が必ず協力してくれる
OK するのに必ず必要	例）発表だけは誰かに代わってもらえる

［前提条件］
＊リーダーは「とっても大変」です（自らやりたくない前提とする）
＊自主ルールをつくるのは OK（役割の分担を増やすなど）
＊単位付与の条件は担当教員（ファシリテーター）に問い合わせる

3 さっそくグループで「リーダー」を決める交渉をします。そして、余裕があれば「サブリーダー」も決めてください。制限時間は、15分です。では、始めましょう。（ファシリテーターはラウンドして、質問があれば受け付けます）

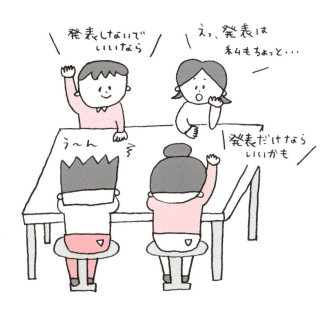

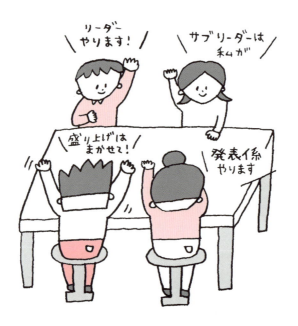

👍 まなび促進ポイント！

　時間内に交渉が成立したチームは、どのくらいあるでしょうか。時間内に交渉が成立したチームとしなかったチームとの違いは、何だと思いますか？　と振り返ります。交渉を成立させるには、自分の条件を正確に考えてカードに書くことと、互いの条件を引き出し合う会話がポイントになります。「押し付け合い」にならず、互いに納得するには、どのような姿勢が重要でしょうか。互いの価値観をすり合わせ、アサーティブな交渉（アサーション[*8]）を進めることが狙いです。

[*8]　アサーション　相手の立場を尊重しながら、自分の意見をしっかり伝えるコミュニケーションスキル。

条件交渉を始める前に、「リーダーの役割は何か」ということを明確にすることも大事ですね。

　看護職は、さまざまな交渉場面に遭遇する機会が多くありますが、職種の特性上、自分のことを後回しにして、心理的ストレスを負うこともあります（いい意味で、交渉下手なのですね）。

　また、学生でない人を対象にする場合は、「互いに交渉し、ここにある2000円札を誰が手にすべきか、グループ内で説得をし合い、もらえる人を決めてください。ただし均等割りはなしです」というお題もあります。「私は100円玉で1000円持っているので、私に2000円くれたら、1000円分を皆に分けることができます。残りの1000円は私がもらいます」といった具合です。

　「財布を落として」と情に訴えるタイプの人もいれば、この2000円で何か面白いことを企画しますという合理的なタイプの人もいるでしょう。

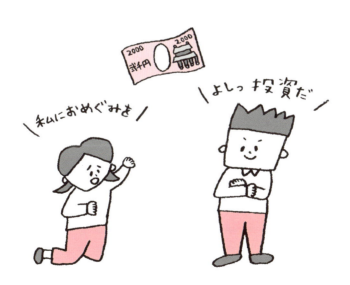

9 表現力と観察力を養う

誕生月はいつかなゲーム

- **推奨場面** 初対面、シミュレーション、小児科実習前
- **適切なサイズ** 1グループ4～5人
- **所要時間** 10分
- **準備** 特になし
- **推奨領域** フィジカルアセスメント、コミュニケーション

狙い・意図
自己開示、ノンバーバルコミュニケーション

進め方 ☞

［身体を使うバージョン］
1. 今から身体を使って自分の生まれた月を表現してもらいます。会話すること、その月の数字を身体で直接表現することは禁止です。
2. その月に行うイベントなどを身体で表現してアピールしましょう。どんなふうに演じるかは、皆さん次第です。演技の時間は1分間です。それではまず、どんなふうに演技をするかを考えてみましょう。（1～2分時間をとる）
3. それでは次に、演じる順番を決めましょう。
4. 演技の時間は1分間です。1分間の演技が終わったら、何月かを考えて答え合わせをしましょう。それでは、トップバッターの人、準備はいいですか。いきます、よーい、スタート！（1分間計測）

👍 **まなび促進ポイント!**

　会話ができない状態で、どのように身体を使ってコミュニケーションを取るか、非言語的なコミュニケーションの大切さを学びます。推理をする側は、ジェスチャーの意味を考え、メッセージを推察する力を発揮して取り組みます。発信する側は、推理をする人の表情を読み取りながら、理解度を把握し、より理解が進むように表現方法を変えていきます。

　身体で表現する際に、お尻で数字や文字を描く尻文字にすると一気に場が盛り上がります。あえて恥ずかしいと思う行為を意図的にさせることで、自己開示となります。幼稚園実習や小児科の実習前に実施できると、学生たちが実習先で園児や児童と交流をもつ際のツールにすることもできます。

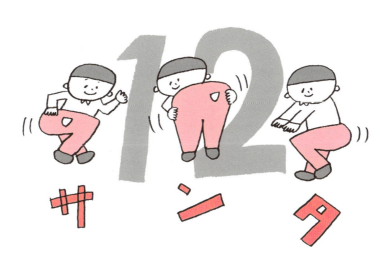

10　根拠を論理的に説明するトレーニング

コンビニでのお買い物、栄養バランスを考えたコンビニ食の選択

- 推奨場面　入学直後、演習、実習前
- 適切なサイズ　1グループ4人
- 所要時間　30分
- 準備　高レベル：A3用紙またはホワイトボード、コンビニの商品一覧表
  通常レベル：3パターンの食事セット
- 推奨領域　糖尿病指導、食事指導に関連した演習や実習

狙い・意図
柔軟な思考、思考の言語化、資源の活用

進め方☞

[高レベル]

1. 今から、1人当たり○○○円で（適宜、設定）夕食をつくってもらいます。メニューは、チームで検討してください。コンビニの商品一覧表を配布するので、参考にしてください。そして、皆さんの近くには、料理が得意な頼もしい友人（担当教員、ファシリテーター）がいます。適宜、活用しましょう。
2. まず、料理は何品にしたか、購入した商品と価格の総額を発表してください。次に、栄養素とカロリーバランスについて発表してください。

[通常レベル]
1 コンビニの商品を使って3パターンの食事セットをつくってあります。一番よいと思うセットをチームで1つ選んでください。その際、栄養素とカロリーという2つの切り口で話し合ってみてください。
2 セットが選べたら、なぜそのセットを選んだのか、栄養素とカロリーについてを中心に理由を発表してください。

👍 まなび促進ポイント!

　料金設定が、1つの鍵になります。例えば、1人暮らしを始めた学生であれば、実際の食費を想定して計算してもらうのもよいでしょう。患者さんの設定であれば、年齢に応じた収入を想定し、そこからどのくらいの食費が捻出できそうかを考えたうえで献立を考えてもらうのもよいかもしれません。

　また、好き嫌いやアレルギーなどの情報を追加すると、より個別性の高い献立づくりにつながっていきます。母性領域においても、若い妊婦さんがご飯をつくったことがない（経験が少ない）という声をよく聞きます。コンビニ食を活用し、妊婦さんの栄養を考慮した食事という設定で挑戦してみるのも面白いかもしれません。

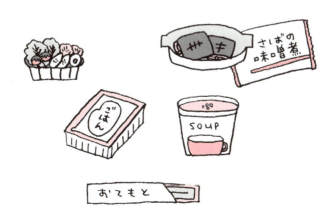

/ column /

ファシリテーターの心意気

　ここまでのアイスブレイクはいかがでしたか？　講義や研修で使えそうですか？　学習者は「フィードバックはポジティブに」と言われても、誰もがそのとおりにできるわけではありません。ですので、ファシリテーター自身が「ポジティブな態度で投げかけ、問いかけ、反応すること」が大切です。"ポジティブ"は学習者に伝染（うつ）るんです！

手を挙げてください！行きまーす。目玉焼きにかけるのは？
塩をかけます、はーい。
醤油をかけます、はーい。
ケチャップをかけます、はーい。
マヨネーズをかけます、はーい。
互いを指さしながら、テンポよく。
そう、目玉焼きにかけるものは人それぞれ。
では、皆で意見を出し合ってみましょう！

あなたは目玉焼きに何をかけますか？

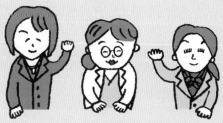

（宮下、内藤、三科）

Chapter 2

チームワークを引き出すアイスブレイク

看護は常にチームワーク。相手を尊重し、周囲との関係性の変化に対応しながらチームをつくり上げる力が求められます。
そして、よいチームはよいメンバーシップから。
個人の自己規律力も大事です。

11 互いの価値観を尊重する力を養う①

アイテムで「ミッション」への姿勢を言語化しよう

推奨場面 グループを組み、クリエイティブな課題に取り組んでもらうとき（特に初対面同士）
適切なサイズ 1グループ4人
所要時間 5分
準備 文房具各種（機能が違う同じ種類のもの）、ブロックなど
推奨領域 協同学習全般

> **狙い・意図**
> レディネスの言語化、チームビルディング

進め方☞

1 アイテムを使って、チームのなかで自己紹介をしたいと思います。中央に置いてある文房具のなかから、アイテムを3つ選んで手元に置いてください。そして、今日の研修に臨むにあたって、「どんな準備状態か」「今の気持ちはどうか」を、それらを使って表現できるよう考えてみてください。（1分）

2 グループのなかで1人1分ずつ順番に、名前と準備状態をプレゼンテーションして、共有してください。（5分）

3 では次に、今日のミッション（課題・目標）を共有したいと思います。今日の目標は「〇〇〇」でしたね。それについて、自分が取り組めそうなことを、またそのアイテムを使って表現してみてください。ほかのアイテムに選びなおしても OK です。（1分）

4 先ほどと同じように、チーム内でプレゼンテーションをしてください。（5分）

5 次に、それぞれが持っているアイテムからいくつかを選んで、グループの中央に持ち寄り、「○○○（ミッション）」に向かってチームでどのように取り組むか、「何ができそうか」を話し合いながら表現してみてください。チームメンバーそれぞれのおどろきのアイデア、強みを生かせるといいですね。(2分)

👍 まなび促進ポイント！

ポイントは、表現する際に「アイテム」を使うことです。手を動かしながら表現することで、言葉だけで表すよりも、よりオープンマインドになることができます。また、それぞれのアイテムに投影された気持ちと、アイテムの機能を指摘し合うことで、互いのよさや本音にも触れやすい雰囲気になります。例えば、「ばっさりいきたいと思います（ハサミ）」であれば、「決断が必要なときには頼りになりますね！」、あるいは「赤ペンで修正します」であれば「客観的視点での修正は、よろしくお願いします」という具合です。そうしてメンバーの強みを引き出しつつ、チームビルディングとミッションへのベクトルを共有していけるといいですね。

アイテムは文房具、または折り紙やブロックなどでよいでしょう。初めて行うときは、機能がわかりやすく、気持ちや姿勢を投影させやすい物がよいですね。

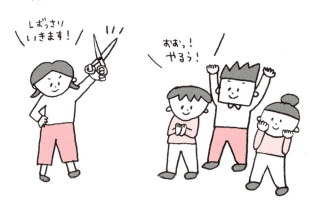

12　根拠に基づき考える力を養う

けんちゃんの大好物は？

推奨場面 講義、シミュレーション
適切なサイズ 1グループ6人
所要時間 20分〜1時間
準備 課題と情報が書かれた紙（p.53）
推奨領域 臨床推論、IPE・IPW（多職種連携教育）

狙い・意図
論理的思考を身につける、インタビュー力を鍛える、多職種連携を考える

進め方 ☞

1. それでは、今から紙を配布します（[課題]と[情報]が書かれた紙を、グループの人それぞれに配る）。その紙は、ほかの人には絶対に見せないようにしてください。

2. 皆さんのなかに「けんちゃん」がいるとします。けんちゃんは、ある食べものが好きです。しかし、それが何であるかは、けんちゃん以外、ここにいる全員知りません。互いがもっている情報を共有しながら、「けんちゃん」は何者なのか、また「けんちゃんの大好物は何か」を推論していきましょう。紙には、あなたの[課題]と、もっている[情報]が書かれています（p.53のサンプルではあなたの職種も書かれています）。課題は必ず守るように注意しながら、情報公開してください。

3. では、「あなたは司会です」と書かれている用紙をもっている方が、司会進行役です。司会以外の方も、ほかの方へ質問はしてOKです。

4 時間は、今から 10 分間です。司会進行の方は手を挙げてください。では、始めてください。

けんちゃんの大好物は？

A	[課題] 誰かから聞かれるまでは、答えないでください(厳守)。 [情報] 食べるときの音は、「フーフー、ツルッ」です。けんちゃんは熱いものが苦手ですが、それだけは好き。	看護助手	聴診
B	[課題] 誰かから下記のことについて聞かれたら、答えてください。それ以外の質問には、黙っていてください(厳守)。 [情報] お母さんに頼むとつくってくれますが、時間がかかるようです。	患者	問診
C	[課題] どんな材料なのか、具体的な質問があったときだけ、早口で端的に下記を伝えてください(厳守)。 [情報] 主な材料は、卵です。	医師	(検査)
D	[課題] あなたが、司会進行をしてください(厳守)。 [情報] けんちゃんは、プリンが好きです。大好物も、プリンのように、見た目はプルプルしています。	看護師	視診
E	[課題] あなたは、けんちゃんの親友です。メンバーから、「けんちゃんがどんなことを言っていたか」と聞かれたら、下記を伝えてください。それまでは、黙って見守っていてください(厳守)。 [情報]「主な材料は同じなのに、アイツは、なんで熱いんだろう？　まあ、冷たいのもあるけど」と、ぼやいていたことがあったな。	家族	問診・触診
F	[課題] 特になし [情報] けんちゃんの大好物は、やさしく叩くと波打つ感じですが、強く叩くと崩れてしまいます。けんちゃんは、ぎんなんも大好きらしいです。ぎんなんの木が近所にあり、毎年、おばあちゃんと収穫に行くのを楽しみにしています。	PT・OT	打診

👍 まなび促進ポイント！

　時間を区切って、けんちゃんは何者か、大好物は何かの答え合わせをします。答えにたどり着くには、情報を引き出し、その情報を論理的に組み立てる必要があります。

　しかし、実際に行うとなかなか難しいもので、1回では答えにたどり着けないこともあるでしょう。そのような状況になることも、実はとても大事です。現場での情報収集も、推論も、難しいですよね。これは、その練習です。

　アイスブレイクとして使う場合は、答えをファシリテーターから明かして短時間で終わらせてもよいですし、1時間程度かけて、「どう聞いたらいいのかわからなかった」「議論の進め方からわからない」というところから、多職種連携教育のメインワークとしてじっくり取り組むこともできます。

1）[課題] に隠された職種ごとの特徴を捉える

　それぞれの [課題] には、臨床現場における職種の行動レベルの特徴を反映してあります。例えば、「誰かから聞かれるまでは答えない」のは患者さん本人であったり、意外にも患者さんの好みをよく知っているのは看護助手さん、患者さんの身体に触れているのはリハビリ職だったりしますね。職種のイメージを固定してしまってはいけませんが、"特徴を捉えて情報を収集する" という学びの展開ができます。

　この職種別の特徴の設定は領域（特に産科、地域看護など）によって違うので、アレンジしてみてください。

　逆に、職種は紙に示しておいて、[課題]（行動レベルの特徴）をそれぞれの学習者に考えさせて行うのもよいでしょう。どの程度多職種の特徴を捉えられているかがカギになります。

　また職種でなく、「おとなしい人」「リーダータイプの人」「知識重視の人」といったパーソナリティの特徴で [課題] をつくり、実

習前のオリエンテーションなどで、グループ連携をテーマに活用することもできます。

2）フィジカルアセスメントの要点

課題には、5つの「診」が隠されています（p.53表の右欄参照）。Aさんが教えてくれた、食べるときの音「フーフー、ツルッ」は聴診です。それらについて問いかけていくことで、それぞれの「診」の役割と、それがどのような情報を収集することにつながるかにも触れることができます。

同じ単元だけでなく、別の教科あるいは日常生活でも同じ概念や原理に触れることで、学びがぐっと深まることを体験したことはありませんか。「応用ができるようになったな」という感覚です。フィジカルアセスメントの授業ではないところでも5つの「診」を話題にする工夫です。

3）質問力強化

さらに、推論をするための情報を引き出す「質問力」についても学びを展開することができます。「漠然とした問いには答えなくていい」ということや、「これを引き出すためには、どう聞けばよかったんだろう」「聞けていないことはなんだろう」と振り返ることで、多職種連携のコミュニケーション力を高めることができます。

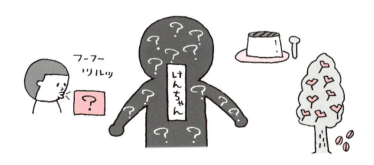

13　互いの価値観を尊重する力を養う②

遅刻の理由、どこまで許せる?

- **推奨場面** 講義、シミュレーション、実習前
- **適切なサイズ** 2人ペア
- **所要時間** 10分
- **準備** 遅刻理由カード(p.57)、OK / NG シート(p.58)
- **推奨領域** 倫理的課題解決

狙い・意図
多様な価値観に触れる、相手の立場を理解する柔軟性、自己開示

進め方 ☞

1. 2人ペアになってください。今日は、デートの待ち合わせです。そのカードに書かれた「遅刻の理由」から、許せるものは OK ゾーンに、許せないものは NG ゾーンに、それぞれ貼ってください。まずは1人で取り組んでみましょう。グレーというのもありですね。(1分)

2. では、ペアになった同士でシートを見せ合いながら、OK / NG ラインが違う部分について、どうしてそう思うのか、なぜ許せないのか、話し合ってみましょう。相手の主張を聞いて、納得できたなら OK / NG の意見を変えてもいいです。(5分)

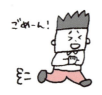
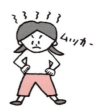

[遅刻理由カード]

途中で道を聞かれた	下痢をした（体調不良）	携帯電話が壊れた
軽トラックにひかれた	服がなかなか選べなかった	プレゼントを買っていた
電車で具合の悪い人に遭遇した	電車・バスが遅れた	親戚が入院した
ペットが死んだ	深夜まで電話していたために寝坊（相手はお互い）	財布を落とした
時計が止まっていた	理由なく寝坊	忘れ物をして取りに帰った

[OK / NG シート A さんの例]

OK

- 途中で道を聞かれた
- 下痢をした（体調不良）
- 携帯電話が壊れた
- 軽トラックにひかれた
- 電車で具合の悪い人に遭遇した
- 電車・バスが遅れた
- 親戚が入院した
- ペットが死んだ
- 財布を落とした
- 時計が止まっていた

NG

- 服がなかなか選べなかった
- プレゼントを買っていた
- 深夜まで電話していたために寝坊（相手はお互い）
- 理由なく寝坊
- 忘れ物をして取りに帰った

[OK / NG シート B さんの例]

OK

- 途中で道を聞かれた
- 下痢をした（体調不良）
- 軽トラックにひかれた
- 電車で具合の悪い人に遭遇した
- 電車・バスが遅れた

NG

- 携帯電話が壊れた
- 親戚が入院した
- ペットが死んだ
- 財布を落とした
- 時計が止まっていた
- 服がなかなか選べなかった
- プレゼントを買っていた
- 深夜まで電話していたために寝坊（相手はお互い）
- 理由なく寝坊
- 忘れ物をして取りに帰った

👍 まなび促進ポイント！

「許せる範囲がペアでまったく一緒だったところはありますか？」と問いかけます。おそらく、ほとんどいないでしょう。

許せる、許せない範囲の基準に、どのような思いや考えがあるのか、そこにどのような「こうあるべき」という思いが隠れているか、自分や相手のもつ「価値観」に触れるアイスブレイクです。

医療現場では、違う価値観の人々が集まりチームとして働いています。互いの価値観を尊重し合いながら協同していくためには、"聞いてみないとわからない"ことも多くありますね。

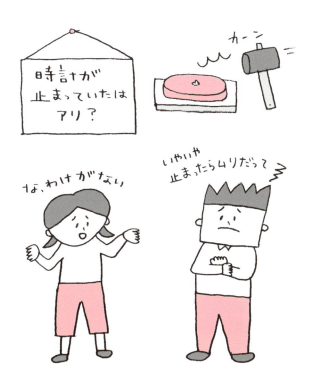

14　医療職として守るべきことを知る

遅刻時間、どこまで許せる?

- **推奨場面** 講義、シミュレーション
- **適切なサイズ** 2人ペア
- **所要時間** 10分
- **準備** 遅刻時間シート（p.61）、連絡方法シート（p.61）
- **推奨領域** 新人研修、新入学生、実習前

> **狙い・意図**
> 社会性を身につける、ルールを守る、職業倫理

進め方 ☞

1. 今日は、デートの待ち合わせです。今回は遅刻時間と連絡方法がテーマです。シートを見てください（p.61）。「何分の遅刻まで許せるか」また、「どんな連絡方法なら許せるか」、自分の基準で線引きをしてみてください。（30秒）
2. 2人ペアになり、なぜ、早く・遅く来ることが許せないのか話してみましょう。（1分）
3. では、これがデートではなく、「業務（授業）だったら」どうでしょうか。また、先ほどの遅刻の理由（p.57）も、業務（授業）だったらどうか。自分が上司（先生）だったらどこまで許せるか、話し合ってみましょう。

👍 まなび促進ポイント！

　価値観の多様性を認めながらも、プライベートと専門職では考え方は違うこと、「医療職は時間を大事にする」ということを学びます。信頼関係もさることながら、人の生死にかかわってくる問題です。

　デートの約束なら、携帯電話のメールやLINE®でも許せるかもしれませんね。でも、仕事に遅れる連絡を、話せる状態にある人が業務を始めている友人や上司に携帯電話のメールやLINE®で連絡してよいでしょうか。実習だったらどうでしょうか。専門職教育で考えなくてはいけない状況を表にしたので、それぞれを問いかけてみましょう。

［遅刻時間シート］

30分前に来てしまう
5分前に来る
5分遅刻
10分遅刻
30分遅刻
60分遅刻

［連絡方法シート］

電話
メール
LINE®

直接
親経由
友人経由

表　考えなくてはいけない状況

友人との待ち合わせ
友人との待ち合わせ（映画・食事）
講義
演習
実習、仕事

15　身体をリラックスさせる

何秒保てるかな？

推奨場面 講義、シミュレーション、実習中
適切なサイズ 何人でも可
所要時間 10分
準備 なし
推奨領域 すべて

狙い・意図
リラックス、柔軟性、身体バランス（身体の個性を知る）

進め方 ☞

1 座ったまま両手を広げて、隣とぶつからないようにしてください。
2 肘を曲げて両手は肩に（狭い場合は最初から肘を曲げて手は肩に）。
3 深呼吸を3回程度行いましょう（吸うとお腹が膨らみ、吐くとお腹がへこむ）。
4 息を吸いながら両手を上に天井につくぐらい思いっきり伸ばし、息を吐きながら肩だけ下に下ろしましょう。
5 次は立ちましょう。やりやすい方の足をもう片方の膝につけて三角をつくり（片足立ち）、両腕はバランスの取りやすい位置を探しましょう（上、横、肘を曲げる、下などどこでもOKです）。
6 基本的に、呼吸は止めません。そして、無理は禁物です。
7 片足立ちができる時間を、測ってみましょう。
8 もっとできる人は、膝につけている足がどのくらい上に上がるか、挑戦してみましょう。

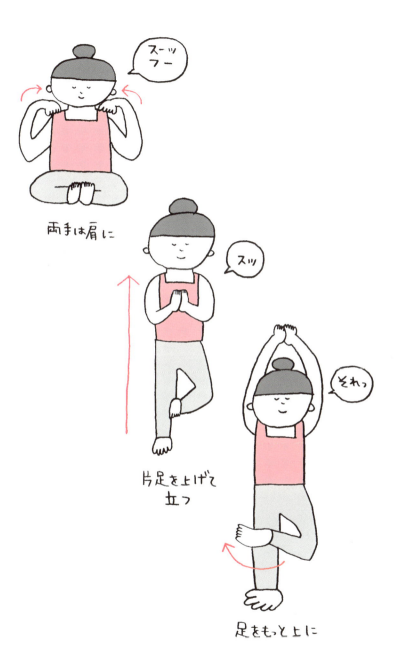

👍 **まなび促進ポイント！**

　簡単な動作で身体と気持ちがほぐれ、深呼吸をすることで、集中力・思考力・意欲が高まります。普段あまり動かさない部分を動かすと、血液の循環がよくなることを感じるでしょう。このように、自分の身体に効果があるちょっとした動きを探し、身体のバランスを保つことを意識すると、心のバランスも保つことができます。このような身体の運動は、授業や実習のちょっとした合間に取り組めますが、意外と"心の状況"を反映するものです。看護師自身の心身のよいバランスが、よりよいケアにつながります。

　自分の身体に問いかける時間をつくること、今日の自分がどこまでできるのか、自分のベストなコンディションを探ることにもつながります。

　また、隣の人と比較して「できる／できない」ではないことも伝えましょう。「その人ができること」「自分ができること」を確認し、それに向き合ってもらうことが大事です。ペアで行う場合は、互いを観察し合うものとして機能させましょう。競争などではありません。

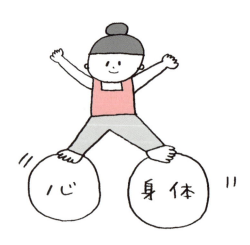

/ column /

自分をきいてみる

　看護、助産に関わっていると、「傾聴する」という言葉をよく使いますよね。もともとカウンセリングにおけるコミュニケーションスキルの1つで、耳で何となく「きく」だけでなく、文字どおり、相手の話に耳を傾け、熱心に真剣に「きく」ことです。皆さんも看護師や助産師を志した学生時代から、日々、こういった訓練を行ってきていると思います。傾聴の目的は、相手を理解することにあり、それにより、話し手が自分自身に対する理解を深め、建設的な行動がとれるように支援することです。大切なのは、①言葉以外（姿勢、しぐさ、表情、声の調子など）の行動に注意を向ける、②言葉によるメッセージに最後まで耳を傾ける、③言葉の背後にある感情も受け止め共感を示すことです。

　では、この3つを自分自身に向けてみるとどうでしょう？　つまり、自分自身に傾聴してみる。そんなとき、このアイスブレイクを活用してみてください。心と身体をほぐし（リラックスし）て、素直な気持ちで自分に問いかけてみると、自分の個性（強み）に気づけるはずです。

　自分へ共感し、さらに自分への理解を深めることで、建設的な行動がとれるようになると思います。それはきっと、対象者へのよりよいケアへとつながるはずです。（宮下）

16　チーム活動で大切なことを知る

新聞紙タワー

- **推奨場面**　シミュレーション、実習前
- **適切なサイズ**　1チーム 4〜5人
- **所要時間**　30分（作戦タイム含む）
- **準備**　メジャー、チームごとに新聞紙5枚、セロハンテープ、ハサミ
- **推奨領域**　全領域、1年目

> **狙い・意図**
> チームビルディング、協同作業、喜びの共有、柔軟な思考

進め方☞

1. 今から新聞紙5枚、ハサミ、セロハンテープを使って、できるだけ高いタワーをつくってもらいます。チームでよく話し合って、進めてください。制限時間は20分です。それでは、始めてください。（各チームの高さをメジャーで計測し、優勝チームを発表する）
2. 振り返りをしましょう。振り返りのポイントは以下の点です。

- どのようなアイデアが出ましたか？　アイデアの選択、方法の選択について、仲間の発言に耳を傾けることはできたでしょうか？　また、互いに合意形成しながら進めることはできましたか？（コミュニケーション）
- どのくらいの高さにするのかなど、ゴールの共有はできていましたか？（メンタルモデルの共有）
- 互いの作業内容は把握できていましたか？　また、作業環境を整えることはできたでしょうか？（状況モニター）

- 互いの得意なこと不得意なことをカバーできていたでしょうか？　協力しながら作業はできましたか？（相互支援）
- リーダーシップを発揮していた人はいましたか？　あるいは、リーダーシップを発揮した人はいないけれども、互いにメンバーシップを発揮して取り組めたでしょうか？（リーダーシップ）
- 振り返ってみて、このチームのよかったところ、強みはどこですか？
- もし、もう一度、実施するとしたら、どのようなことを改善したいですか？

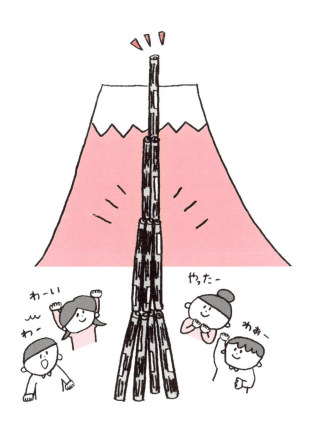

👍 まなび促進ポイント!

　振り返りは、医療安全のトレーニングで知られているTeam STEPPS*9における4つの能力とメンタルモデルの共有を軸にして行います。

　パフォーマンスが高いチームには、4つの能力（コミュニケーション、状況モニター、相互支援、リーダーシップ）が機能しており、メンタルモデルが共有されているといわれています。タワーをつくるというチーム活動を通じて、この4つの能力とメンタルモデルの共有を意識できるよう、進めていきましょう。

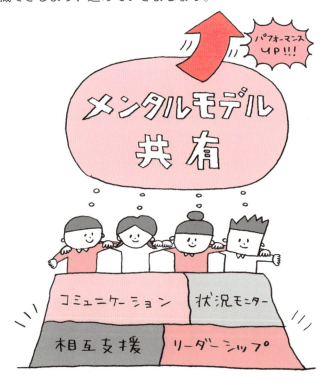

＊9　Team STEPPS　Team Strategies and Tools to Enhance Performance and Patient Safetyは、「医療のパフォーマンスと患者安全をより高めるためのチームとしての戦略とツール」のことで、日本では医療安全トレーニングの1つとして紹介されています。

/ column /

沈黙と暗黙──メンタルモデルの共有とは

　想像してください。皆さんは今、講習会に参加しています。会場には、100名近い参加者がいて、スクール形式で座っています。そこで、講師から次のメッセージが投げかけられました。

　「今から隣の方と指相撲をします。1分間で相手の指を押さえた数が一番多い方が優勝です。優勝者には景品を準備しています。それではいきます、よーい、スタート」

　実はこれ、上手にやると100回以上指を押さえることができます。本当です、ウソではありません。キーワードは「メンタルモデルの共有」です。

　メンタルモデルとは、個人がどのように現実世界や物事を捉えているのか、またその物事に対するイメージのことを指します。"指相撲"と聞いて、何を想像しましたか？"勝負"をイメージしたのではないでしょうか。

　ここで、講師の言葉を読み返してみましょう。実は、「相手に勝ちなさい」とは一言も言っていません。指相撲＝勝負という固定観念から脱却し、"押さえた数が一番多ければ優勝"という解釈をペアで共有できたら、1人が負け役になり、回数を劇的に増やすことが可能です。

　察する文化のなかで生きる日本人は、言語化することを無意識に端折ってしまい、沈黙したまま固定観念にとらわれてしまうことがあります。大切なのは対話による「メンタルモデルの共有」です。（内藤）

17　言葉を大切に扱うトレーニング

あなたたちの「きょうどう」は、どれ？

- **推奨場面** シミュレーション、実習前
- **適切なサイズ** 1チーム4〜5人
- **所要時間** 5分
- **準備** なし
- **推奨領域** 全領域

狙い・意図
チームビルディング、行動の意味づけ、思慮深い行動

進め方 ☞

1. まず個人で「きょうどう」という言葉を、漢字で書いてみてください。
2. では、今日のチームメンバー同士でそれぞれの字の意味を共有しながら、話し合って、今日のチームの「きょうどう」を漢字で表してみてください。

👍 まなび促進ポイント！

　協同、協働、共同、……「きょうどう」にはいろいろな漢字があります。「どれが正解か」ではなく、「今日のグループではどの漢字を使う？」を共有することを重視してください。

　多職種連携やチーム医療が重視される現在、「きょうどう」は大切なキーワードの1つです。言葉を意識すると、自分に求められている行動が具体化し、能動的に取り組むことが期待できます。

今、あなたはどのように組織に「きょうどう」していますか？と、問いかけてみましょう。もしかすると思いもよらない「きょうどう」が出てくるかもしれません。

〈参考〉
協同：「互いに協力し合う」という精神的なつながりのニュアンスももつ。役割分担はある程度決まっている。
協働：「それぞれの得意分野を活かしながら」というニュアンスをもつ。
共同：「同じ立場や条件で」という意味合いが強い。など

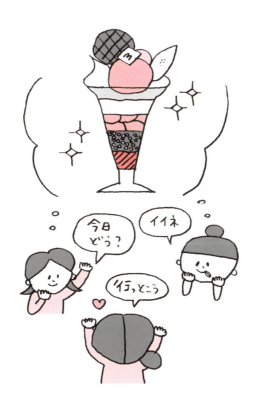

18　前向き思考で話す、聞くことのトレーニング

私の夢（妄想）、語ります！

- **推奨場面** シミュレーション、朝の講義
- **適切なサイズ** １グループ４人
- **所要時間** 10分
- **準備** なし
- **推奨領域** 全領域、報連相トレーニング

狙い・意図
ポジティブ思考、伝聞の正確性について考える

進め方 ☞

1. 自分の夢（仕事で実現したいこと）について、妄想的発想を取り入れて考えてください。(1分)
2. まず、ＡとＢの人、ＣとＤの人がペアになり、お互いに夢を伝え合ってください。(1分)
3. 次にＡとＣの人、ＢとＤの人で、それぞれ聞いた話を伝え合ってください。(1分)
4. 最後に４人でメンバー全員の夢を共有してください。(3分)

［ABCDの席図］

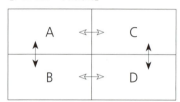

👍 まなび促進ポイント!

「自分がやってみたいこと」を楽しく、ポジティブ思考で考えることから始めます。何ができるかではなく、何がしたいか、しかも妄想的でOKということにすると、ポジティブに語ることに重点が置かれ、意欲を高められます。

さらにそれを伝えようとすることで、聞いたこと（非現実的なことも含めて）をできるだけ的確に伝えるトレーニングにもなります。自分のことを語ることはもちろん、他者のことを伝えるためには、正確に聞く力や伝える力が必要で、それにはまず、相手に興味をもつことが重要になります。

聞いたことをメモするかしないかは、主題にするのが「正しい伝聞」なのか「妄想・ポジティブ」なのかでアレンジしてよいでしょう。最初の1分で考える、自身の「夢」については、確認のためにもメモを取るように伝えるとよいでしょう。

報連相のトレーニングの開始時に使うと効果的なアイスブレイクです。

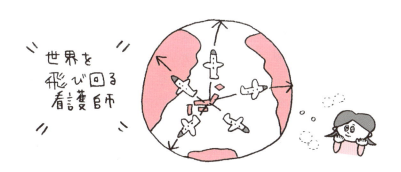

19 観察力を高めタイミングを見計らうトレーニング

「10」まで
カウントしてみよう

- **推奨場面** シミュレーション
- **適切なサイズ** 1グループ5〜6人
- **所要時間** 5分
- **準備** なし
- **推奨領域** 全領域

狙い・意図
チームワーク、主体性、瞬発力、状況モニター、ノンバーバルコミュニケーション

進め方 ☞

1. 今から、チームで円になり、1〜10までカウントしてもらいます。
2. 1番目に発言する人は決まっていますが、2番目以降は周りの空気を読みながら番号を発言してください。
3. もし、ほかの人と番号が重なったときには、1からやり直しです。
4. 事前に、何番を発言するのか、番号を固定することはできません。
5. それでは、1番目に発言してくれる人を決めてください。
6. 準備は、いいですか？ 制限時間は、2分です。もし10までカウントできたチームがいたら、拍手で喜び合いましょう。いきます。よーい、スタート！

👍 まなび促進ポイント！

　空気を読む力が弱いと感じられるときこそ、取り組んでみると面白いアイスブレイクです。状況をモニターする力と、ノンバーバルコミュニケーションを活かして取り組むので、自然と仲間の表情や間合いをみる訓練にもつながっていきます。

　単に10までカウントできたことを喜ぶのではなく、なぜ10までカウントできたのか、達成できなかったチームは、どのような改善を図れば達成できそうか、そのような振り返りの時間をもてれば、自分たちの癖に気づくこともでき、さらに効果的なアイスブレイクになります。

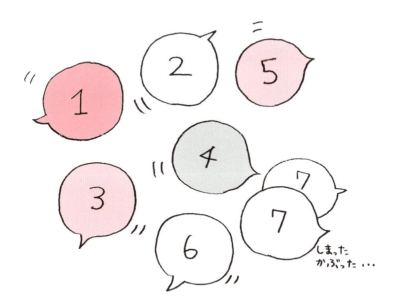

20 置き換えて考え、チーム力をUPするトレーニング

キャッチボールで医療安全

- **推奨場面** 医療安全の講義前
- **適切なサイズ** 1グループ5～6人（最大10人）
- **所要時間** 5～10分
- **準備** 多種類のボール（お手玉、テニスボール、ゴルフボール、ピンポン玉、ラグビーボールなど）。ボールは、紙袋や100円均一の店などで売っている大きな袋に入れて、中身が見えないようにセットしておく。
- **推奨領域** チームビルディング、医療安全の基礎

狙い・意図
互いを知る、チームビルディング、メタ認知を体感する

進め方 ☞

1. 今からキャッチボールをします。円になってください。
2. ボール係を1人決めてください。ボール係の人は、前にボールを取りに来てください。（ボール係が来たら、下記のことを伝えます）
- キャッチボールが始まったら、10秒ごとにボールを増やしていきます。袋からボールを取り出し、近くの人に渡してください。
- ボールが増えることは、ほかのメンバーには伝えないでください。
- もし、「ボールを入れるのを止めてください」と言われたら、20秒だけ待ってあげてください。
3. それでは、キャッチボールをやってみましょう。やり方は、大丈夫ですか？（わからない人がいたら教える）ボール係さん、ボールを渡してあげてください。いきます、よーい、スタート！

（ボールを落とす様子が見受けられるまで、キャッチボールを見守る）

4 はい、そこまで！　手を止めて、チームごとに集まってください。今、キャッチボールをしたこのチームが、日勤メンバーです。手に持っているボールは、患者さんです。ボールが落ちるということは、どういうことですか？　患者さんにインシデントが起きたということです。さあ、どのようにしたら、ボールを落とさずにキャッチボールできるでしょうか？　チームのみんなで考えてください。作戦タイムは、2分です。

5 それでは、2回目いきましょう。ボールを一度、袋に戻してください。ボール係さんは、1つボールを取り出して、近くの人に渡してください。いきます、よーい、スタート！（時間を設定して行ってもよい）

6 はい、そこまで。2回目はどうでしたか？　ボールを落とす回数を減らすことはできましたか？　1回も落とさなかったチームはありますか？　互いに持っているボールを、よく見てみましょう。いろいろと違いがありますね。どんなふうに投げてもらえると、あるいはどんなことを伝えてもらえると、ボールを落とさず

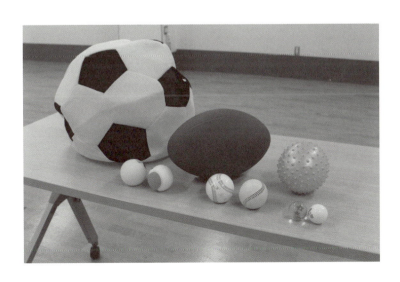

にキャッチボールできるでしょうか？　もう1回やりますので、作戦を立ててください。

7 3回目いきましょう。ボールを一度、袋に戻してください。ボール係さんは、1つボールを取り出して、近くの人に渡してください。いきます、よーい、スタート！

8 はい、そこまで。3回目はどうでしたか？　ボールを落とす回数を減らすことはできましたか？　あるいは、1回も落とさなかったチームはありますか？　1回目、2回目と比べて、どんな変化がありましたか？　さらに改善を図るには、どんな工夫ができそうですか？　振り返りをしましょう。

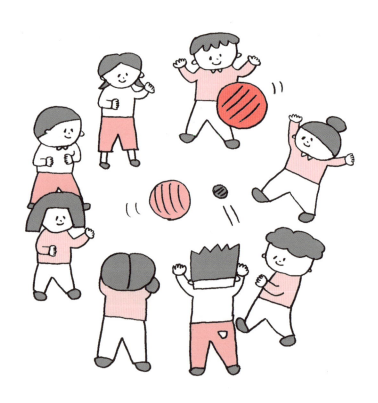

👍 まなび促進ポイント！

　振り返りは、「16. 新聞紙タワー」で紹介した Team STEPPS の視点を用いると効果的です（p.68）。例えば、以下のようにです。

- この場面におけるゴールは何だと思いますか？（メンタルモデルの共有）早く、投げることが目標でしょうか？　違いますよね、目標は「落とさない」ですね。
- では、どのようにすると落とさずにキャッチボールができたでしょうか？　声を掛けるときには、どのように声を掛けますか？
- 例えば「重たいよ！」「小さいよ！」「取りにくいよ！」これは、看護現場に置き換えると、何情報ということになりますか？　これは患者情報ですね。
- 声を掛けるのはとてもいいけど、「投げます、重たいよ！」だけでいいですか？　自分の状況を伝えるだけでなく、相手からの応答を受け取ってから投げるのがベストですね、など。

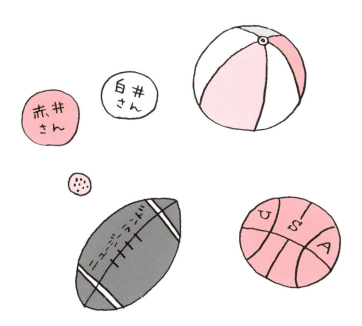

投げかけに対して応答があることを、クローズドループコミュニケーションといいます。クローズドループコミュニケーションを意識して、相手の準備状況を把握することは大事なポイントです。それから、途中ボールが増えてきたときに、誰に投げていいかわからなくなることがあります。なかには、ボールを2つ持ってしまう人もいます。そういうときには、どうしたらいいと思いますか？手が空いている人が「私、受け取れるよ」って合図するとよいはずですね。
　実は、どのようなボールを準備するかが、学びを促進する材料になります。見た目は似ていますが重さが違うボールを準備したり（同姓同名の患者）、ゴルフボールとビーチボールなど大きさが違うボールを準備したり（小児と成人）、ラグビーボールのように普段あまり馴染みのないボールを準備する（外国人、他職種）と、臨床現場に起きるさまざまなインシデントの場面に置き換えての振り返りがしやすくなります。

Chapter 3

思考力を引き出すアイスブレイク

アセスメントし、計画し、介入する。
看護課題解決へのプロセスには、思考力が必須です。
また、個別的・創造的看護をするためには、
忍耐強く考え抜く力が必要です。

21 意図的に見かたを変えるトレーニング

トリックアート写真で、見かたを変える！

- **推奨場面** 講義、シミュレーション
- **適切なサイズ** 何人でも可（ペアを組んでもらう）
- **所要時間** 5分
- **準備** 写真、映像（それらを共有できる機材）
- **推奨領域** アセスメント、観察

狙い・意図
意図的に見かたを変える力、課題発見力、創造力を発揮する

進め方 ☞

[多角的に見る]

1 この写真を見てください。何に見えますか？ まずは個人で1分間、考えてみましょう。

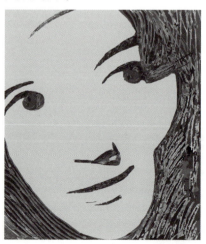

082

2 どのように見えたか、ペアで話し合ってください。見えているものに違いはありましたか？

3 では、絵をひっくり返すとどうですか？　違う絵に見えてくるかもしれません。物事をいろいろな方向から捉えることは、とても大切なことです。

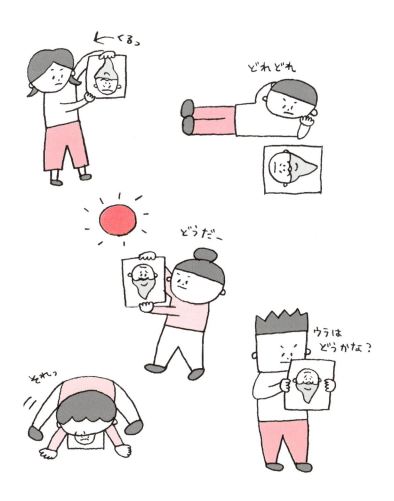

［表面的ではダメ］

1 この絵を見てください。何に見えますか？　まずは個人で1分間、考えてみましょう。

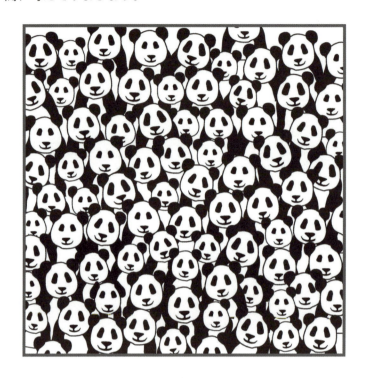

2 どのように見えたか、ペアで話し合ってみてください。

（学生向けならば、このようなパンダなど動物ものもいいですね。ちなみに、パンダのなかに、何かが隠れています。もし、このパンダを使うなら、このように振り返ります）

3 あなたにとって、それは日常的なことかもしれません。しかし、患者さんにとって、それは初めての経験であり、未知の体験なのです。〇〇疾患の患者という大きな枠組みで十把一絡げにして対応するのではなく、個別性をもって対応することをいつも心に留めておきましょう。〇〇疾患（パンダ）のなかに、ときには別の疾患（犬）が隠れていることがあるからです（p.85）。患者さんに

寄り添い、意図的に観察することで見えてくる真実があります。多様なものの見かたは、クリティカルシンキングの力を養うことができます。一緒にトレーニングしていきましょう。

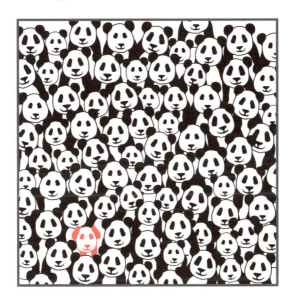

👍 まなび促進ポイント！

　このようなトリックアート的な写真やイラストが「どのように見えるか」を共有することで、意図的に見かたを変える必要性に気づいてもらうアイスブレイクです。

　看護アセスメントの場面では、ものごとを表面的に捉えてしまうことによる落とし穴がいくつもあるでしょう。「痛い」という訴えがあったからといって、答えは「鎮痛薬」ではありませんね。本当にその人が言いたいことは、何でしょうか？

　また、1つの事象を多角的に見ていくことも、「誰かの意見を鵜呑みにしていては、本質を見抜けない」という重要な気づきです。多様なものの見かたは、クリティカルシンキング、つまり課題発見の力につながるのです。

22 相手との違いを知るトレーニング

知らないものは「見えない」

- **推奨場面** 講義、シミュレーション
- **適切なサイズ** 何人でも可（ペアを組んでもらう）
- **所要時間** 5分
- **準備** 写真、映像（それらを共有できる機材）
- **推奨領域** 指導者向けの教育、アセスメント、観察

狙い・意図
課題発見、気づきを促す、相手の立場に立つ

進め方 ☞

1 この写真を見てください。一生懸命、胸骨圧迫をしていますが、おかしいところがあります。さて、どこでしょうか？　まずは個人で1分間、考えてみましょう。

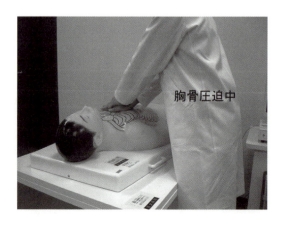

2 ペアになって、どこがおかしいと思うかを共有しましょう。(1分)

3 では、全体で共有しましょう。どこが間違っていましたか？（発表してもらう）

4 この̇シ̇ミ̇ュ̇レ̇ー̇タ̇ー̇を知っている人にとっては、とても簡単な問題だったかもしれません。実は、このシミュレーターは「イチロー®」という心臓病診察シミュレーターで、聴診をするためのシミュレーターなのです。胸骨圧迫に使うと、壊れてしまいますね！

5 皆さんは、自分がもっている知識や過去の経験から、この写真、つまり物事を読み解こうとしてくれました。しかし、正しい知識があるかないかで、答えにたどり着けるかどうかは変わってきます。患者さんや新人さんのように「知らない」状態の人には、まず何からしなくてはいけないでしょうか？　どのような配慮が必要でしょうか？　考えてみましょう。

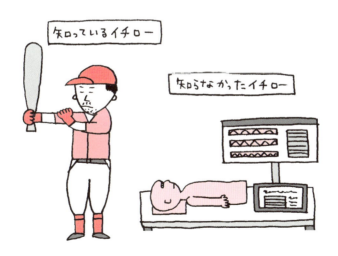

👍 まなび促進ポイント！

　答え合わせをしたときには、「そこだったのか！」という驚きの感覚が共有されると思います。その感覚こそが、「知らないものは見えない」という初学者の感覚を呼び覚ましてくれます。知っている人には非常に簡単で、知らない人、あるいは一度触れたことがある（聞いたことがある）程度の人にとっては、とても難しい問題です。

　経験のない人には、わかるように丁寧に説明をする必要があること。そして、一度聞いたことがあることでも、忘れている場合には知らないのと同じ状態だということを学びます。相手の立場に立つこと、相手の世界から見えているものを想像する力を養うきっかけになります。

　また、「知っていたはずなのに、気づかなかった！」という人もいたでしょう。胸骨圧迫時の腕の角度が違う、背板の材質が違う……といった答えが出てくるかもしれません。「当たり前になってしまうと気づけないこともある」「初学者の気持ちは忘れがちである」ということも、大事な学びです。

　加えて、知らないことは恥ずかしいことではない、知ったかぶりこそ怖いんだよということも伝えたいですね。「知らない」という限界を知ることです。自分の過去の経験と知識を総動員して、仲間と共有して、考えることができればOK。でも、知らなければ見えないものがある。つまり、知らないことが恥ずかしいのではなく、限界を知らないことが恥ずかしいことなのです。

このアイスブレイクをするとき、「気管挿管時に喉頭鏡を右手、チューブを左手で持つ医師」の写真を使うこともあります。実は、気管挿管時は右手でチューブを持つが鉄則なので、右手でチューブ、左で喉頭鏡が正確です。
　これも、知っていなければ正解にたどり着くのはなかなか難しいと思います。

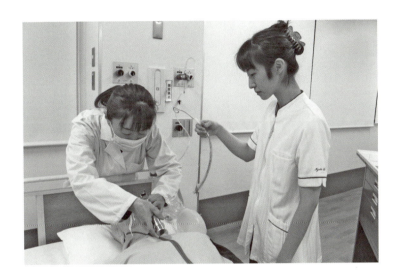

　自分でネタとなるシーンをつくることができたら、より面白いですね。
　学習者がもっている知識の前提と、知らないことのラインを見極めて、オリジナルのアイスブレイク作成に挑戦してみてください！

23 自分の分析を言葉で伝えるトレーニング

写真を見て、分析しよう

- **推奨場面** シミュレーション
- **適切なサイズ** 何人でも可
- **所要時間** 10分
- **準備** さまざまな状況が推測できる写真（パワーポイントで映す）
- **推奨領域** 全領域

> **狙い・意図**
> 写真を見て起きている現象を捉え分析する、
> さらに言語化し他者へ伝える（フォトランゲージ）

進め方 ☞

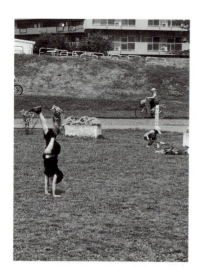

1. まず、この写真を見て、状況や現象（何が起こっているか）を1人で読みとってください。
2. 次に、隣の人とペアになって、共有してください（相手に伝える）。
3. 質問はありますか？ グループ（あるいは全体）で共有していきましょう。

👍 まなび促進ポイント！

　写真から分析したことを言語化し共有する、「フォトランゲージ」という古典的な教育技法です。主に、視聴覚情報の読解力のトレーニングになるものです。臨床現場において、自分が見えている範囲から起きている現象を推測し、分析すること、そしてそれを他者にわかりやすく伝えながら共有することは、他者と連携していくうえでとても重要です。

　また、1枚の写真をとっても、他者とは解釈（ものの捉え方）がずいぶん違うこと、先入観や誤解などの危険性などについても体感することができ、クリティカルシンキングにつなげることができます。

　正解を種明かしする段階で、「一部分しか見えていないとどうして誤解が起こるか」などについても討議するとよいでしょう。まず写真の一部を提示し、最後に全体を提示する展開にするのも手です。その際、「なぜそう思ったのでしょうか？」「なるほど！」「では、どうしてそれは……」と丁寧に掘り下げていくことが大事です。誤解を生んだ背景にあるものへの気づきこそが、情報を読み解く力を促すのです。

　一方、はじめはとにかく自由な発想を促しましょう。人が考えていることの広さ、自由さに触れることも大事です。題材の写真は、一見何なのかがわかりにくいものがよいでしょう。人が写っているものであれば、「その人はどんな気持ちでしょうか」という問いかけもできます。

　ちなみにp.90の写真は、河川敷でカラーボール野球をしているきょうだいの写真です。

24 思い込みをなくすトレーニング

間違い探しゲーム

- 推奨場面 講義、シミュレーション
- 適切なサイズ 何人でも可
- 所要時間 5分
- 準備 イラスト・スライド資料
- 推奨領域 医療安全、アセスメント

狙い・意図
変化を捉える、気づきを促す

進め方☞

1 今からある場面（下図のイラスト）を提示します。間違っている箇所を2つ探してください。（数分）
2 どこが間違っているのか、仲間と共有しましょう。
3 グループで共有できたら、全体で共有しましょう。

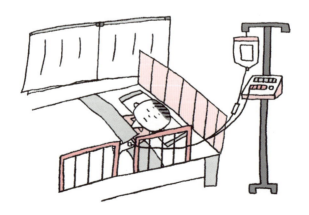

👍 まなび促進ポイント！

　1つのことにとらわれてしまうと、ほかのことが見えなくなってしまいます。つねに幅広く全体を見渡す「鳥の目」、そしておかしいと思ったところに焦点を当てて詳しく見る「虫の目」を使い分けながら、現象を捉えることが大事です。また、新人にはそのような見かたを具体的に伝えるところから始めていきましょう。

　現在は、視野研究も進んでいて、エキスパートと新人の「見えているものが違う」ことがわかってきています。見えているものが同じだと思い込みで作業をしていると、事故につながります。"見たいようにしか見えない"という人間の特性も理解して、意図的に見かたを変える（p.82）とともに、新人とエキスパートの視野の違いだけでなく、隣の人と自分の視野の違いも意識しましょう。

　また、「2つ見つけて」と言われると、2つ見つけられたらそれで満足してしまいますよね。本当に2つだけかな？　とクリティカルな視点で物事を捉える習慣をつけましょう。

　仲間と共有した際に、答えが3個あることに気づいたとします。そのとき、「仲間の意見に耳を傾ける力」と、「もう一度自分の目でも確認をする慎重さ」、そして「それを受け入れる謙虚さ」を身につけてほしいという意図もあります。その姿勢は、指示を出した指導者をも疑う、自分たちの発見は間違いではないかというクリティカルシンキングにつながります。

　ちなみにp.92のイラストにある間違いは、①シリンジポンプの位置が高すぎる、②ベッドの柵が片側のみです。そして、患者さんが降りるのはベッドの手前側なので、③片側だけに柵を付けるにしても、位置がそもそも間違っている、でした。

25 観察する習慣をつけるトレーニング

本当に見えているかな？
1円玉を描いてみよう

- 推奨場面 講義、シミュレーション、実習前、新人看護師
- 適切なサイズ 何人でも可
- 所要時間 5分
- 準備 1円玉、紙（資料の余白でもOK）、鉛筆、消しゴム
- 推奨領域 観察、急変対応

狙い・意図
主体的に観察することの重要性

進め方 ☞

1. 自分がこうだと思う1円玉の大きさを、資料の空いているスペースに描いてください。（30秒）
2. では、実際の1円玉を配りますので、今描いた円の上に当てて、周囲をなぞってみてください。
3. ピッタリだった、という人はいますか？　どのくらい差があったかを確認しましょう。周囲の仲間とも共有してください。

👍 まなび促進ポイント！

　多くの方は、実際のものよりも小さかったり、大きかったりしたでしょう。いつも目にしているはずの1円玉ですが、実際の大きさは意外と把握できていません。「毎日見ること」と、「観察すること」は違うことに気づかされます。「観察」に意識を集中させてトレーニングしたいときのアイスブレイクにおすすめです。

「観察」はシンプルな言葉ですが、その中身は複雑で、初学者には実はとても難しいことです。最初にそのことに気づいてもらうことで、「そもそも観察とは、何をすることか」に着目してもらうことができます。

　さて、1円玉を「観察」して得るべき情報とは、どのようなものでしょうか？　"誰もが1円玉を正確に再現できるようになるための情報"、つまりそれは「客観的なもの」です。例えば「直径は何ミリか」「色は」「何ミリから何ミリのところに何と書いてあるか」ということですね。

　看護における「観察」で必要なことも、バイタルサインなど客観的な指標が大事で、かつ、他者に正確に伝える力も重要です。

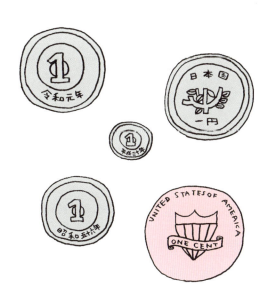

26 ミッション、目標、チームカラーを共有するトレーニング

オリジナルロゴマークを
つくろう

- **推奨場面** クラス始め、新規部署・ワーキンググループ立ち上げ
- **適切なサイズ** 1チーム4～5人、クラス・グループ単位
- **所要時間** 20分
- **準備** 紙、ペン（色もあるとよい）
- **推奨領域** 全領域の新人、新メンバー

狙い・意図
チームビルディング、共同作業、概念化、創造力を引き出す

進め方☞

1. 自分たちの「オリジナルロゴマーク*10」をつくりたいと思います。まずは、1人で考えてみましょう。
2. では、グループで発表し合い、それぞれのよいところを持ち寄って、1つのロゴマークを完成させましょう。

👍 まなび促進ポイント！

　新しく結成したチームやグループで作成することで、「チームに愛着がわく」「チームの特徴を捉える」「チームのミッションをイメージ化する」ことが狙えます。p.28の「4. 共通点探しの旅」のあとに、ロゴマークをつくるのもよいでしょう。
　ロゴマークを作成する過程によって創造力も引き出され、またロ

---

*10　ロゴマーク　企業やブランドのイメージを印象づけるように、ロゴタイプ（文字）やマークを組み合わせて図案化したもの。

ゴマークが「形」として残ることもチームの財産となります。

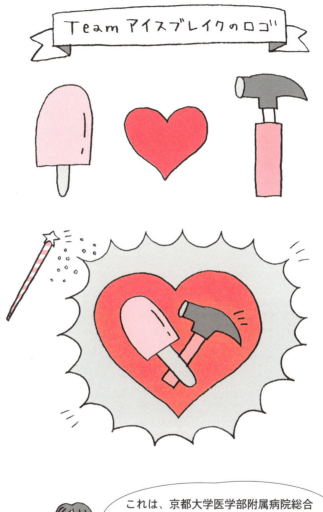

これは、京都大学医学部附属病院総合臨床教育・研修センターのロゴマークです。人の重なりがモチーフになっています。美大卒の事務補佐員さんがデザインしてくれました。

27 情報を集め、統合するトレーニング

4つのキーワードから
ウソを見破れ！

- **推奨場面** 講義、シミュレーション
- **適切なサイズ** 1グループ4～5人
- **所要時間** 15～20分
- **準備** 紙（グループに1枚）
- **推奨領域** 観察、急変対応

狙い・意図
質問力、分析力、推理力、論理的思考

進め方☞

1. チームの1人に自己紹介のキーワードを4つ書いてもらいます（例えば、出身地、過去のエピソードなど）。そして、そのなかに1つだけウソを入れてください。
2. キーワードを見ながら、チームメンバーはあらゆる質問をしてください。ただし「〇番は正解ですか、不正解ですか？」という質問はNGです。間接的な質問だけで、ウソを見抜くヒントを収集してください。（5分）
3. チーム内で中間報告会をしましょう。「1番目がウソだと思った人？」と、手を挙げてもらいます。
4. さらに、質問を続けてください（3周するくらいまで）。
5. 最後に、答え合わせをします。

ウソはどれ!?

1. 生物地学部天文班（部活）	2. 父方のふるさとが青森
3. 母方のふるさとが山梨	4. 40kg太った

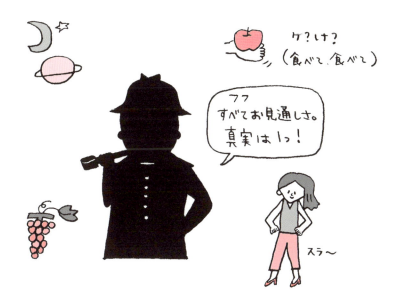

👍 まなび促進ポイント！

　p.99 の例であれば、例えば実際に方言を話してもらったり、なぜその部活に入ったのかを聞いたりします。ウソを見抜くには、「本人にしかわからないこと」をいかに引き出し、答えを絞れるかです。できるだけ多く話してもらい、具体的な説明を引き出す力（質問力）が求められますね。また、顔色を見たり（観察力）、話した内容が事実かどうかを推理する力も求められます。

　時間があまりなければ、ファシリテーター1人に対してクラスの全員から質問を受け付けるやり方もあります。

　問題のつくり方は、ありがちなことをまず4つ挙げて、そのなかの1つを変えてみるというやり方がよいでしょう。

　また、1つ「質問しづらい項目」を入れておくのもよいでしょう（例だと、40kg太った）。これについてどう触れるかも、看護職にとっては絶好のトレーニングになります。

　患者さんにも、聞きづらいことを聞かなくてはいけない場面がありますよね。ウソをついているかもしれないことを、ウソを指摘しているようにではなく聞く、という熟練の対話法です。「間食しましたか？」では、本当のことは話してくれません。「帰って食べたものを教えてくださいますか？　診察の日は疲れますよね〜、甘いものでも食べたくなっちゃいますよね〜」と問いかけると、「あ、実は……」と。

　このように話しても大丈夫な人だと思わせるというのも、コミュニケーションの技です（p.36 の「7.『思い』『願い』を聞いて！」も参照）。

/ column /

記録のために聞くのではなく

　実習指導などをしていて、「患者さんから答えてもらえない」と悩む学生さんはいませんか？
　さて、下の２つはどのように違うでしょうか。

① 「ご飯は召し上がりましたか？」「体温はどのくいでしたか？」

② 「体調はいかがですか？」「体温は測れましたか？何度でしたか？」「ご飯は美味しかったですか？」

　①のような記録を埋めようと「情報だけ取りに来た」という聞き方は、意外と相手に伝わってしまうものです。

　また、「いきみたい」という訴えを聞いたとき、「次に何をするか」と先を見据え、自分の準備のことも含め考えるのか、「肛門への圧迫感があるのか？」「つらいのか？」とその人に起きている現象だけを捉えようと聞くのかでは、全く違いますよね。自分に引き寄せながら話を聞くことは、自ずと共感につながります。「共感的に話を聞きましょう」という説明だけでは、学習者には難しいですね。
（内藤・宮下・三科）

28 わかったつもりをなくすトレーニング

BIGワードに注意

推奨場面 実習前
適切なサイズ 何人でも可
所要時間 10分
準備 ホワイトボードとBIGワードでの会話
推奨領域 医療安全、実習指導（指導者側にも有効）

狙い・意図
医療安全、概念や言葉の抽象度の理解

進め方 ☞

1 次に読み上げるのは、ある実習指導者と学生の会話です。
指導者：「さっきの部屋の患者さん、午後から検査があるから同行してくれるかな？」
学生：「はい、わかりました」
指導者：「検査に行くとき、ちゃんとしてね。検査室の人に迷惑かけないように」
学生：「はい、わかりました」
指導者：「それから、貴金属類は全部外していってね」

2 さて、この指示で果たして、ほんとうに「ちゃんと」できるでしょうか。この指示ではわからないな、と思う部分に下線を引いてみましょう（学習者に引いてもらう）。
指導者：「<u>さっき</u>❶の部屋の患者さん、<u>午後</u>❷から<u>検査</u>❸があるから<u>同行</u>❹してくれるかな？」
学生：「はい、わかりました」

指導者:「検査に行くとき、ちゃんと❺してね。検査室の人❻に迷惑❼かけないように」
学生:「はい、わかりました」
指導者:「それから、貴金属類は全部外して❽いってね」

3 それぞれ、どのようにわかりにくかったでしょうか。

❶ さっきとは、どの時点のことかわかりませんね。また、部屋番号と名前を確認しなくては危険です。

❷ 午後だけでは、何時からなのかわかりませんね。

❸ 一体どのような検査なのか。

❹ どこからどこまで同行すればよいのかがわかりません。

❺ 抽象的に使ってしまいがちな言葉が、「ちゃんと」「しっかり」「大丈夫」「いける」などです。ちゃんとするとはどういうことか。大丈夫とは、何が大丈夫なのか。それを丁寧に教える、言語化することが指導者の役割です。

❻ 検査室には、一体どのような人がいるのでしょうか。

❼ 迷惑とは、どのような迷惑を想定しているでしょうか。何をしてしまうと検査室の人に迷惑をかけることになるのか、これも本当は重要な指導のポイントです。

❽ 貴金属類を外すのは、患者さんのものでしょうか。それとも、学生のものでしょうか。これは本当にあった笑い話ですが、とても困った顔で学生が「先生、私の銀歯外れません」と訴えてきたことがありました。「あ、それは付けていってもらっていいんだよ〜（笑）」と答えましたが、私の説明が悪かったのかもしれないなと思った事例です。

103

👍 まなび促進ポイント！

　このアイスブレイクは、振り返り方を変えることによって、対象を「指導者」「学生」双方にすることができます。

　学生には、「わからない自分が悪い」のではなく、その指示にある言葉の抽象度を見極め、質問する勇気をもつことを学んでもらいます。「そこは掘り下げて聞いていいんだよ」と、背中を押してあげたいところです。それが、医療安全につながります。

　そして指導者は、自分がわかっていることについて、いかに抽象的な指示を出してしまいがちかということに気づくことが大切です。また、逆にわからないことについても、いかに乱暴な指示を出してしまっているかに気づくことです。指導者向けの研修では、私は次のような、もうすこし厳しい課題を出します。

① 「化学療法を明日までに学習してきなさい」「人工呼吸器を明日までに学習してきなさい」と言われて、あなたは何を調べますか？　いくつか挙げてください。
② （挙げてもらう）「それだけですか？」（とあえて厳しく返答）
③ 抽象的な指示とは、これを学生に強いることです。あなたの指導、大丈夫ですか？

　このように、抽象的な指示や声掛けの無理難題さ、理不尽さを体験してもらうのです。逆に、挙げてもらったもので「OKですね」としたとしても、それは学生がやってきたことに課題の範囲を合わせてしまうという指導者側の怠慢です。

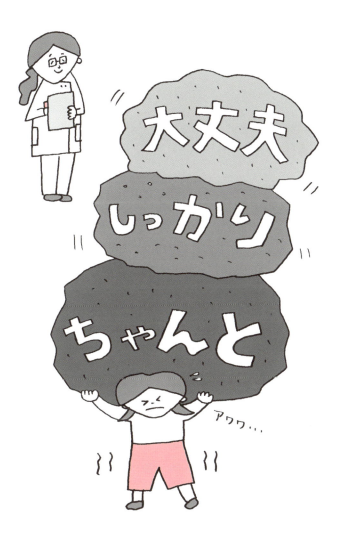

29 遊び心でやる気を高める

楽しんで覚える医療略語（カタルタ® アレンジバージョン）

- **推奨場面** 自己紹介
- **適切なサイズ** 何人でも可
- **所要時間** 5〜10分
- **準備** カード（グループ分だけ印刷をして切り分けておく）
- **推奨領域** 全領域

狙い・意図
アドリブ力、ゲームニクス、発想力

進め方☞

1. これから、医療用語が印刷されているカードを各グループに配布しますので、机の上に並べてください。
2. 各自、好きなカードを1枚選びましょう。
3. そこに書かれている略語を使って語呂合わせをつくってください。
4. では、グループ内で発表順を決めてください。
5. 発表者は、考えた語呂合わせを発表したあとで、本当の医療用語の意味を伝えてください。

医療略語カード

AAA	ABG	COPD	CRP
AMI	PROM	DNR	DIC
FHR	BLS	DM	HT
BS	BUN	IVH	MRSA
CAG	Ccr	GDM	NIPPV

👍 **まなび促進ポイント！**

　実は、「カタルタ®」というものをヒントにしたアイスブレイクです。カタルタ®自体もとても面白いので、興味がある方はぜひトライしてください。

　覚え難い医療用語も、語呂合わせをすることで興味をもって覚えることができるようになります。

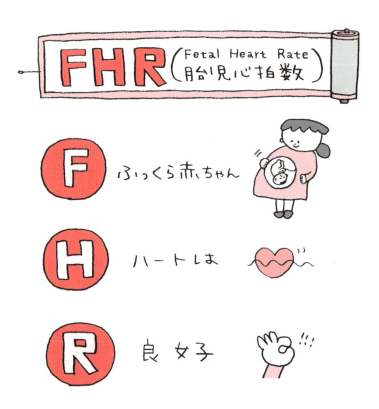

/ column /

話すことの大切さ

　アイスブレイクのみならず、授業や研修にゲームの要素を盛り込むと、場の緊張を和らげるだけでなく、ワクワク感を高め、授業や研修に集中することができそうです。
　ワクワクといえば、皆さんは、「きいて、きいて！」と誰かに話したことは、忘れにくいと感じた経験はありませんか？　それは、嬉しい、楽しい（ときにはネガティブな）感情を周りと共有したこと、といってもいいかもしれません。話すことは記憶を定着させる"はじめの一歩"です。しかし、「きいて、きいて！」と思わず話したくなるような授業や研修をつくり出すのはとても難しいです。また、これまでに自分が参加した研修で、誰かに話したくて仕方ない、という経験もそれほど多くはありません。
　ですが、意図的に話させる（説明・言語化する）環境をつくることは、それほど難しくないのではないでしょうか。例えば、授業や研修のあとに「どんな研修でしたか？何を学んできましたか？」と一言聞いて、話してもらうのです。話すことで、学習者に省察を促し、学んだ知識や技術の定着が促進されるでしょう。
　せっかく参加した授業や研修です、あのとき感じた「ワクワクした」という記憶を、「アイスブレイクが楽しかった」という感想から、「あのときの授業・研修は、このように役に立った」という成果に変えるしかけは、授業や研修の最中だけでなく、そのあとでも可能かもしれません。（三科）

30 概念化する力を養う

今年の漢字一文字

- **推奨場面** 自己紹介
- **適切なサイズ** 1グループ5〜6人
- **所要時間** 10分
- **準備** ホワイトボード
- **推奨領域** 観察、急変対応

狙い・意図
1年の頑張りを共有する、思いを漢字のもつ意味で概念化する

進め方☞

1 今年の自分を表す「漢字一文字」を書いてください。
2 どのような一年でしたか？

👍 まなび促進ポイント！

　その学習者を象徴する漢字が出てきます。ですが、漢字の意味だけでその人の1年を判断しないように注意しましょう。なぜその漢字を選んだのか、グッと相手に寄り添い聞くことが大切です。それがお互いを理解することにつながっていきます。お互いに興味・関心をもって聞く、そのことを意識しながら進めていきましょう。
　また、字の癖から、その学習者の性格を想像することもできます。身近にいる学習者の字を思い出しながら観察してみるのも面白いかもしれません。

〈参考〉
筆圧が強い：エネルギッシュ、自分をしっかりともっているタイプ。
筆圧が弱い：協調性があり、自己主張は控えめなタイプ。仲間意識
　　　　　　が強いタイプ。
文字が大きい：あまり細かいことは気にしない大らかなタイプ。大
　　　　　　　雑把で大胆な一面も。
文字が小さい：慎重派。考えてから行動するタイプ。
丸文字：人の気持ちを察するのが得意なタイプ。繊細で消極的な一
　　　　面もあり。
角文字：注意深く、小さなことも気づけるタイプ。悩みを抱えやす
　　　　く、神経質になる一面も。など

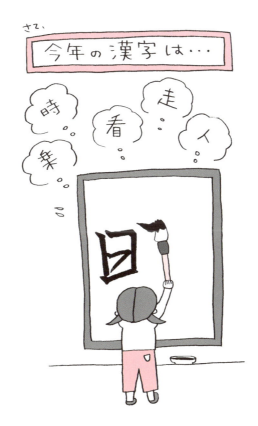

アイスブレイク早見表

サブタイトル（アイスブレイクの内容）、所要時間、適切なサイズ（人数）、推奨場面、キーワード（アイスブレイクを行う狙い）から必要なアイスブレイクを探してみてください。

	タイトル	サブタイトル （アイスブレイクの内容）	所要時間
1	なりきりヒーローインタビュー	2人で会話を成立させるトレーニング	5分
2	あなたのこと教えます！ （自己・他己紹介）	数人で会話を継続させるトレーニング	5分
3	4コマ自己紹介	自分を相手に理解してもらうトレーニング	5分
4	共通点探しの旅	相手を理解するためのトレーニング	5〜10分
5	一緒に座るよ！一緒にまわるよ！	他者と力を合わせることを体験する	10分
6	いろいろシールでグループになろう	さまざまな種類のコミュニケーションを体験する	10分
7	「思い」「願い」を聞いて！	本音を引き出すトレーニング	10分
8	交渉ゲーム	互いが納得できる合意点を探すトレーニング	20分
9	誕生月はいつかなゲーム	表現力と観察力を養う	10分
10	コンビニでのお買い物、栄養バランスを考えたコンビニ食の選択	根拠を論理的に説明するトレーニング	30分
11	アイテムで「ミッション」への姿勢を言語化しよう	互いの価値観を尊重する力を養う①	5分
12	けんちゃんの大好物は？	根拠に基づき考える力を養う	20分〜1時間
13	遅刻の理由、どこまで許せる？	互いの価値観を尊重する力を養う②	10分

適切なサイズ（人数）	推奨場面	キーワード（アイスブレイクを行う狙い）
2人ペアあるいは3人1組	講義、シミュレーション	質問力、共感力
1グループ4あるいは6人	初対面同士、相互理解を深めたいとき、実習前	ニーズを捉える、自己開示と他者理解
1グループ4〜5人、何人でも	初対面同士、相互理解を深めたいとき、実習前	自己開示と他者理解、プレゼンテーション
1グループ2〜6人	シミュレーション、朝の授業、実習オリエンテーション	互いを知る、チームビルディング、概念の上げ下げ（メタ認知）
1グループ5〜10人あるいは2人ペア	シミュレーション、演習、実習の前	連携、協力、チームワーク、共調性
12人以上（多いほど面白い）	グループワーク全般	チームビルディング、協同（働）、リーダーシップ、ノンバーバルコミュニケーション、職位が外れる
2人ペア	座学終了後の演習、保健指導などが含まれる実習前	対象理解、対話によってニーズ（課題）を捉える
1グループ4人	アサーション	意見の違いや立場の違いを認める力、交渉力、アサーション（ディスカッション技法）
1グループ4〜5人	初対面、シミュレーション、小児科実習前	自己開示、ノンバーバルコミュニケーション
1グループ4人	入学直後、演習、実習前	柔軟な思考、思考の言語化、資源の活用
1グループ4人	グループを組み、クリエイティブな課題に取り組んでもらうとき	レディネスの言語化、チームビルディング
1グループ6人	講義、シミュレーション	論理的思考、インタビュー力、多職種連携
2人ペア	講義、シミュレーション、実習前	多様な価値観、相手の立場を理解する、自己開示

	タイトル	サブタイトル （アイスブレイクの内容）	所要時間
14	遅刻時間、どこまで許せる？	医療職として守るべきことを知る	10分
15	何秒保てるかな？	身体をリラックスさせる	10分
16	新聞紙タワー	チーム活動で大切なことを知る	30分
17	あなたたちの 「きょうどう」は、どれ？	言葉を大切に扱うトレーニング	5分
18	私の夢（妄想）、語ります！	前向き思考で話す、 聞くことのトレーニング	10分
19	「10」までカウントしてみよう	観察力を高めタイミングを見計らう トレーニング	5分
20	キャッチボールで医療安全	置き換えて考え、チーム力をUPする トレーニング	5〜10分
21	トリックアート写真で、 見かたを変える！	意図的に見かたを変えるトレーニング	5分
22	知らないものは「見えない」	相手との違いを知るトレーニング	5分
23	写真を見て、分析しよう	自分の分析を言葉で伝える トレーニング	10分
24	間違い探しゲーム	思い込みをなくすトレーニング	5分
25	本当に見えているかな？ 1円玉を描いてみよう	観察する習慣をつけるトレーニング	5分
26	オリジナルロゴマークをつくろう	ミッション、目標、 チームカラーを共有するトレーニング	20分
27	4つのキーワードから ウソを見破れ！	情報を集め、統合するトレーニング	15〜20分
28	BIGワードに注意	わかったつもりをなくすトレーニング	10分
29	楽しんで覚える医療略語 （カタルタ®アレンジバージョン）	遊び心でやる気を高める	5〜10分
30	今年の漢字一文字	概念化する力を養う	10分

適切なサイズ（人数）	推奨場面	キーワード（アイスブレイクを行う狙い）
2人ペア	講義、シミュレーション	社会性、職業倫理
何人でも可	講義、シミュレーション、実習中	リラックス、柔軟性、身体バランス
1チーム4～5人	シミュレーション、実習前	チームビルディング、協同作業、喜びの共有、柔軟な思考
1チーム4～5人	シミュレーション、実習前	チームビルディング、行動の意味づけ、思慮深い行動
1グループ4人	シミュレーション、朝の講義	ポジティブ思考、正確な情報伝達
1グループ5～6人	シミュレーション	チームワーク、主体性、瞬発力、状況モニター、ノンバーバルコミュニケーション
1グループ5～6人（最大10人）	医療安全の講義前	互いを知る、チームビルディング、メタ認知
何人でも可（ペアを組んでもらう）	講義、シミュレーション	意図的に見かたを変える、課題発見、創造力
何人でも可（ペアを組んでもらう）	講義、シミュレーション	課題発見、気づきを促す、相手の立場に立つ
何人でも可	シミュレーション	現象を捉え分析する、言語化、フォトランゲージ
何人でも可	講義、シミュレーション	変化を捉える、気づきを促す
何人でも可	講義、シミュレーション、実習前、新人看護師	主体的な観察
1チーム4～5人、クラス・グループ単位	クラス始め、新規部署・ワーキンググループ立ち上げ	チームビルディング、共同作業、概念化、創造力
1グループ4～5人	講義、シミュレーション	質問力、分析力、推理力、論理的思考
何人でも可	実習前	医療安全、抽象度の理解
何人でも可	自己紹介	アドリブ力、ゲームニクス、発想力
1グループ5～6人	自己紹介	共有、表現力、概念化

アイスブレイク早見表

用語解説

Introduction、Chapter1 〜3に出てくる用語のうち、
キーワードとなるものについて解説を加えました。

シミュレーション教育

模擬環境をつくり、学習者が実際に体験し、考えを巡らせることをつうじて学習を進める教育手法です。現在は技術の進歩に伴いシミュレーターは高度化し、また、教授システム学や教育学、心理学などさまざまな領域と融合した実践がなされています。学習者はシミュレーション教育で、模擬体験ができるだけでなく、「自分たちで成し遂げた」という達成感を感じることが可能になります。

アクティブラーニング

指導者から学習者へという一方向的な教授ではなく、学習者の主体性を引き出し、学習への能動的な参加を組み入れる学習法の総称です。この学習を成立させるには、学習者が主役であることを双方が理解しておく必要があります。ディスカッションやグループワークによる問題解決をとおして行うことが多いですが、学習者の思考を活性化できるのであれば、講義形式でもアクティブラーニングとよぶことができます。

自己開示

自己開示とは、相手は知り得ない自分に関する情報をありのままに伝えることを示します。自己開示は、個人を成長させる要素やリーダーに欠かせない要素としても知られています。また、自己開示をされると、相手も同じように自己開示したくなるという現象が生じます（返報性の法則）。

協同学習

数名のグループに分かれ、メンバーが協力して課題に取り組む学習形態で、協力することにより学習効果を高めることを目的としています。単にグループで学習するということではなく、メンバーの相互依存関係により互いが恩恵を受けられる点に特徴があります。

ラポール

信頼関係があり、安心して意見の交換や感情の表出ができる状態のことをいいます。意見を出し合ったり、相手の感情をくみ取ることが重要な教育や看護においてはとても大切な概念です。

クローズドクエスチョンとオープンクエスチョン

「はい」「いいえ」で答えられるクローズドクエスチョンに対し、「なぜ？」「どのように？」などの問いかけで始まるオープンクエスチョンは相手の思考を促したいときや、質問者が想定外の回答を期待するときに効果的です。

チームビルディング

ここでいうチームとは、目的や目標の達成に向かい、メンバー1人ひとりが主体的に役割を果たしながら互いに協力できるグループのことです。チームビルディングとは、そのようなチームをつくり上げることを指します。

メタ認知

自分の認知活動（知覚、記憶、情動、思考など）をより高い視点（メタな視点）から見直すことです。そのためには自分の認知活動を客観的に把握することが必要となります。またそれは、概念の上げ下げに作用し、これまで気づかなかったことの発見にもつながります。

ノンバーバルコミュニケーション

言葉を使わずに行うコミュニケーションのことで、具体的には「表情」「声の高低」「声量」「視線」「身振り」などの情報を用いて行います。「見る」「聞く」「感じる」という、五感を用いて行うコミュニケーションです。非言語コミュニケーションとも呼ばれます。言語を用いたコミュニケーションは言語コミュニケーション（バーバルコミュニケーション）とよばれます。

アサーション

相手の立場を尊重しながら、自分の意見をしっかり伝えるコミュニケーションスキルの１つです。自分の意見を押し付けるのではなく、また主張を我慢するのでもなく、その場に合った自己表現ができるようになることを目指します。また、そのような行動形態はアサーティブとよばれます。人間の行動には、①非主張的、②攻撃的、③アサーティブという３つのパターンがあるといわれています。

フィードバック

学習の進度やプロセスに対する評価を相手に返す行為のことです。確認するということだけでなく、それにより学習を促進させる効果があります。指導者から学習者へフィードバックを行う際、いくつかの方法がありますが、選択にあたっては、人数、時間、労力、教室の環境なども考慮に入れて決定します。

著者紹介

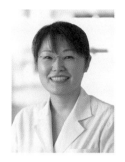

内藤知佐子(ないとう・ちさこ)

愛媛大学医学部附属病院総合臨床研修センター助教。
2008年新潟県立看護大学大学院看護学修士課程修了。同年より京都大学医学部附属病院看護部管理室にて教育担当。2010年より同病院内の総合臨床教育・研修センターにて助教。2020年京都大学大学院医学研究科にて研究員。2022年より現職。教育の魅力を後進に伝える、"愛のある学びの循環"を図る指導を心掛けている。
著書には『13の実践レシピで解説！看護を教える人が発問と応答のスキルを磨く本』(医学書院)、『シミュレーション教育の効果を高める ファシリテーター Skills & Tips』(医学書院)、『「教える」に悩むナースを応援する指導力向上ブック プリセプターからクリニカルコーチまで』(メディカ出版)などがある。

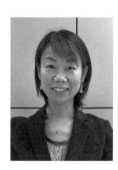

宮下ルリ子(みやした・るりこ)

県立広島大学助産学専攻科教授。
助産師として深谷赤十字病院に勤務。山形大学養護教諭特別別科進学後、2010年山形大学大学院医学系研究科看護学修士(母子看護学)修了。同年より和歌山県立医科大学助産学専攻科助教。2013年神戸市看護大学ウィメンズヘルス看護学・大学院助産実践コース助教。2017年県立広島大学助産学専攻科講師、2018年同准教授、2021年より現職。2019年3月神戸大学大学院保健学研究科博士後期課程(国際保健学)を修了し、中高年女性を中心に女性の健康支援に関する研究を続けている。さらに、助産師学生や若手助産師に向けてシミュレーション学習(学修)を取り入れ、思考力・判断力をもつ自律した助産師の育成に努めている。

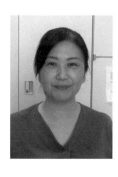

三科志穂(みしな・しほ)

神戸大学医学部附属病院看護実践・教育開発センター所属。
健和高等看護学院卒業後、NICU・救命救急センターなどで勤務。2008年救急看護認定看護師資格取得。2017年兵庫県立大学大学院看護学研究科非常勤研究員。共同災害看護学専攻のLMSを担当。2020年より現職。医療職を対象とした研修やシミュレーション教育に携わるなかで"学びの機会を魅力的な経験に"を実現すべく日々奮闘中。

レディネスの言語化

レディネスとは、その学習に必要とされる一定の基礎知識・技能の準備状態のことです。協同学習において、各自が現在どのような状態にあるのか、言語化して共有することは、チームビルディングを高めることにつながり、ミッションへのベクトルを同じ方向にする効果があります。

クローズドループコミュニケーション

投げかけに対して反応をするということです。当たり前のことのように思えますが、意識しないと怠ってしまうことがよくあります。特に看護では、怠ると大きな事故に直結するので、学習の場でも意識づけることは大切です。

クリティカルシンキング

直訳すると「批判的思考」となりますが、単純に否定したり反対したりするということではありません。感情や意見に流されることなく、客観的に物事を判断しようとする思考プロセスのことをいいます。そのとき、議論の前提条件が「本当に正しいのか」と疑問をもつ姿勢が重要になります。